金塊 文化

更年期養得好

百病消、人不老

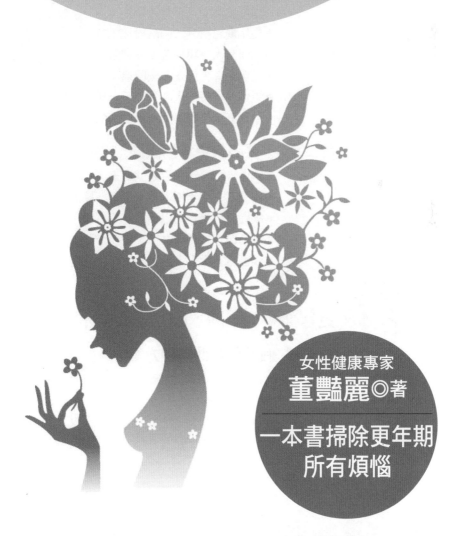

女性健康專家
董豔麗◎著

一本書掃除更年期
所有煩惱

目錄

CONTENTS

目錄

CONTENTS

目錄

CONTENTS

我為什麼要做更年期研究

在考大學之前，我從未想過自己將來會成為一名醫生。

那是1978年的春天，一向性格開朗的母親突然像變了一個人：少言寡語，經常歎氣、發呆，甚至好幾次我發現她偷偷地哭了。我以為是我們做錯了什麼事讓她傷心，於是我和妹妹努力猜著母親的心思做事，想讓母親高興。可是我們的努力徒勞，母親不但沒有高興起來，還開始晚上不睡覺，常常一個人坐在客廳裡，一坐就是大半夜。不愛吃飯，臉上還時時掛著難受的表情。四月的天氣，還是很冷的，她經常只穿一件單衣，卻還是熱得滿頭大汗，但一會兒又冷得急忙找衣服穿。

眼前的情形把我嚇壞了，急忙給遠在外地工作的父親打電話，告訴他母親病了，可是因工作繁忙，父親不能回家，陪母親看病的重擔就落在了我的肩上。

抽出課餘時間，我陪著母親跑遍了市裡所有醫院，幾乎看遍了當時醫院所有的科室，醫生給了我們幾十種說法，卻始終沒有一個明確的結論。甚至有的醫生說，沒事的，女人都會這樣，不用看，過幾年就好了。

這樣的結果讓我非常生氣，這算什麼大夫？連我都能看出來母親不舒服，肯定有問題，可穿著白袍的醫生都說是正常的。實在忍無可忍，我開始質問醫生，可是幾乎所有的醫生都說：你不懂就不要亂說話，這本來就是正常的！

　　醫生的話讓我如夢初醒，是因為我不懂，連向醫生請教什麼都不知道，更不用說給母親合理的照顧了。要想照顧好家人，我必須成為「明白人」，於是，我放棄了心中的愛好，毫不猶豫地在大學志願卡上填上了北京醫科大學。

　　學醫之後我才知道，母親這種情況叫「更年期」，每個女性都要經歷，在當時，我國醫學界對「更年期綜合症」屬於沒有辦法的「正常情況」，不屬於治療範圍，不僅沒地方治，也沒辦法治。

　　事實上，這種病不僅在30多年前治不了，即使到了醫學如此發達的現在，依然沒有一個系統的治療方法。大學畢業後，我回到老家，在市裡一家大醫院工作，雖然每天都與病人打交道，但接觸更年期綜合症的病例並不多，而使我再次關注它，真正下決心用後半生所有時間與精力來研究它，是因為魏阿姨。

　　魏阿姨是我的一個長輩，她的丈夫陳叔是我父親的朋友。魏阿姨是一位溫文爾雅，非常有氣質的女性，而且非常喜歡打扮。我小時候就總是想，長大了要能像她那樣就好了。早些年，魏阿姨經常來看我們，是我們家的常客，可是不知從什麼時候開始，魏阿姨不來了。正當我滿心狐疑的時候，有一天，陳叔打電話到我工作的醫院，著急地說：「你魏阿姨瘋了，搞得家裡雞犬不寧，過不下去了！你快來看看吧，看看要不要送到精神病院去。」我一聽就傻了，好端端一個人怎麼就會瘋了呢。於是，我立即放下手邊的事來到魏阿姨家。剛走到門口，就聽到屋裡傳來一個女人號啕大哭的聲音，進屋後卻只發現陳叔和他們家孩子臉

上帶著焦急和無奈的表情，但就是沒有看見魏阿姨。順著哭聲我才發現，原來魏阿姨鑽到了床底下，大家已經勸了很久，但無論怎麼勸她都不肯從床底下爬出來。好說歹說，魏阿姨終於聽從家人的話爬出來了，但著實把我嚇了一跳：昔日溫婉爾雅的魏阿姨，此時已是披頭散髮、灰頭土臉，滿臉上黑一條、白一道。

看著往日神采奕奕的魏阿姨變成了這個樣子，我心裡別提有多難受了。可是該怎麼辦呢？剛剛工作了5年的我除了勸說，也沒什麼好辦法。他們已經看過了很多醫院，全國最好的醫院都去過了，一點辦法都沒有。後來，魏阿姨真的被送進了精神病院，吃了一年多抗焦慮藥和鎮靜藥。出院時，魏阿姨確實變得安靜了，但是眼神空洞，再也沒有說過話。醫學診斷這是老年癡呆！每次提到這事，陳叔都會痛心疾首地說，早知是這種結果，寧願讓魏阿姨鬧，也不想讓她傻掉。我知道這是長期使用精神類藥品的副作用，但是不敢告訴陳叔。

這件事給我的刺激太大了，一方面看到別人的痛苦我心裡難受，另一方面作為女人我也很害怕，不希望自己的更年期也這樣度過。於是，我查閱了大量資料，結果發現發達國家對這個問題是相當重視的，不僅有各種更年期關懷組織，甚至世界更年期醫學會還規定每年的10月18日為「世界更年期關懷日」，並且有很多切實有效的更年期調理方法和標準的更年期處理流程。

為什麼在國內更年期綜合症卻成了一個沒人管的難題呢？主要因為它不是一種病，而是症候群，症狀幾乎涉及全身所有的組織器官，同時還伴隨有複雜的心理問題。而醫院分科非常精細，

如果是子宮裡長了個腫瘤，到婦科動個手術就好了，但如果是更年期綜合症，醫院就束手無策了，因為更年期症狀涉及循環內科、消化內科、神經內科、泌尿內科、腫瘤科、婦科、骨科、慢病科、中醫科及心理諮詢等各門類，沒有一個科室能夠獨立解決更年期的問題，也沒有一家醫院可以完整解決更年期的問題。

事實上，按照國際標準流程，更年期綜合症的解決需要更年期教育、體質評估、健康規劃、心理輔導、人文關懷、過程跟蹤和一對一指導等多個環節共同作用，其中更年期教育是平安度過更年期的關鍵。

這個問題在我國應該由健康教育單位來完成，但我國目前從事健康教育的人手有限，不僅沒有精力來做好它，甚至連基本的普及都做不到。這也使得整個社會對更年期有了很深的誤解和偏見，更年期甚至成了精神出狀況的同義詞。

在這樣的社會環境下，很多女性帶著對更年期的恐懼和似是而非的知識，迷茫地進入了更年期。因為怕被人笑話、怕被人說成精神病，很多女性如果不是難受得非常厲害，寧願隱忍不說，更不用說得到正確的指導了。

在我看來，除了有關部門對更年期健康關注度不夠、民眾更年期知識不足之外，家庭自身對更年期女性的關心也遠遠不夠。因為它不同於懷孕，女人懷孕時雖然一樣不方便，但只有10個月，而且往往是在家人細心呵護下度過的，想吃什麼、做什麼都會得到允許，有什麼脾氣也都能包容。但在更年期，女人發脾氣只會招來家人的厭煩和疏遠。而且，更年期是一個漫長的過程，

從症狀出現到完全結束，通常要經過10～20年，有些體質較差的人可能還會更長，甚至有的女性會落下嚴重的後遺症，從此與疾病相伴終生。一個人在這麼長的時間裡飽受煎熬卻無人寬慰，想想都覺得可怕。

很多更年期女性自己也傾向於選擇忍耐，這其實是更可怕的，因為忍耐的結果就是導致疾病和嚴重的更年期後遺症。國際研究發現，更年期是許多疾病的爆發期，比如糖尿病、骨質疏鬆、心腦血管疾病、老年癡呆症、婦科腫瘤、憂鬱症、焦慮症、頑固性失眠、重症貧血等。更年期也是女性一生中氣血流失最嚴重的時期，一旦生病就不是輕易能夠調理好的，結果很可能因病致貧甚至傾家蕩產，這些財產上的損失還在其次，更嚴重的是破壞身體健康，即便沒有落下嚴重的更年期疾病，但如果沒有經過認真地保健調養，大家會發現，由於氣血流失，更年期女性在更年期後健康狀況會迅速下降，人也會快速衰老。

為了切實解決更年期女性所面臨的問題，讓大家走出困境，我和一群志同道合的朋友成立了一個更年期健康管理中心，這個管理中心的工作主要包括三個部分：

第一，對更年期女性的健康狀況進行評估。

第二，根據年齡、體質、身體狀況等給出調理（或急救）方案，也就是更年期健康計畫。

第三，進行遠端的包括生理及心理的線上指導。

這本書是我多年來臨床經驗的一個總結，對於更年期女性可能會遇到的問題進行了梳理，同時也給出了一些簡單的調理方

案。從36歲開始，我就在為自己能夠平安度過更年期做長期的準備，有計劃地進行調理養生，如今我也走入了更年期，但是有效的調整養生讓我除了月經改變外，幾乎沒有更年期症狀，因此我可以說既是這些方法的總結者，同時也是實踐者。

　　作為平安度過更年期的親歷者，我真心希望讀到這本書的朋友們能夠像我一樣，為了後半生和家人的幸福，認真地對待自己，認真地進行養生保健，度過一個健康、快樂、幸福的更年期。

更年期養得好，百病消、人不老

第一篇

更年期是上天
送給女人的禮物

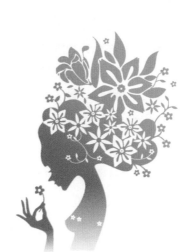

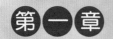

有關更年期的一些事

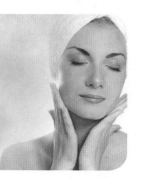

追本溯源，更年期因何而來

在生活中，很多人對更年期抱有偏見，甚至有人罵人就說：「你是不是更年期到了？」我有個朋友，40歲出頭，在一家外企做主管，一次見面時我倆聊了起來。

她非常氣憤地向我發牢騷：「氣死了，簡直氣死我了。」

我說：「怎麼了，什麼事生這麼大的氣？」

她說：「我最近情緒不太好，你猜我們老闆怎麼說，他問我是不是更年期了！他才更年期呢，他們全家都更年期，說我更年期，哼！」

看著朋友生氣的樣子，我樂了，說：「更年期沒什麼不好，說不定你還真是更年期了呢。」

聽我這麼一說，朋友差點跟我翻臉，經過一番解釋才算消氣。

其實，像我朋友這樣對更年期存在誤解的人很多，大家顯然把更年期當成了負面概念，甚至當成了一個具有諷刺意味的詞語，提到更年期，往往就與「歇斯底里」、「黃臉婆」等詞聯繫起來。事實上，更年期和生理期、懷孕一樣，是女人必經的一個生命階段。

從現代醫學來解釋，更年期是指女性的卵巢功能由逐漸衰退到完

全消失的過渡時期，也就是女性由性成熟具有生育能力到衰老期失去生育能力的過渡階段。更年期的開始時間、持續時間與卵巢的健康狀況有著直接的關係。

卵巢是女性的生殖腺，分泌的荷爾蒙可以促進子宮內膜增生，並促使其出現週期性的變化，產生月經並維持女性的第二性徵。卵巢與女性的一生緊密相關，女性從青春期、孕產期、更年期至衰老期，都受到卵巢的影響。女性到了青春期，卵巢功能開始發揮出來，此後女性的身體漸漸發育成熟，直至進入生殖旺盛期。正常情況下，隨著年齡增長，女性在37歲左右其卵巢功能達到巔峰，此時的女性，無論在體能、姿態還是容顏方面，都處在最好的階段；37～49歲是卵巢功能的平穩期，女性身體、心理各方面都比較平穩，疾病相對來說較少；49歲之後，卵巢這個腺體過了巔峰期，開始走下坡，卵巢漸漸萎縮，功能也開始衰退，雌性荷爾蒙分泌開始下降，女性就此進入更年期。伴隨著卵巢功能的變化，更年期的症狀也逐漸顯現出來。

因此，更年期是每個女性都要經歷的一段生命歷程，就像每個人都會長大，都會發育成熟，然後不可避免地走向衰老一樣，這是一段

更年期 Q&A

Q：我今年46歲，停經已經3年了，但好像從來沒有過別人說的那些更年期症狀，請問這正常嗎？

A：更年期不等於更年期綜合症，並不是每個處於更年期的女性都會出現熱潮紅、失眠、急躁這些症狀，沒有症狀說明您目前的身體狀況良好。不過，也不要掉以輕心，更年期是一個漫長的時期，通常在10～20年，而且你的停經時間要早於女性平均值，所以一定要保持良好的生活習慣。

非常正常的生理過渡期，有著自己特定的特徵與規律，我們應該坦然迎接它的到來，就像我們愉快地進入青春期一樣。

如何判斷你是不是更年期

生活中經常有人這樣問我：「董大夫，您看我是不是更年期了？」還有患者家屬斬釘截鐵地跟我說：「醫生，您不用查了，她就是更年期！」然而，如果我反過來問他：「為什麼說你妻子到了更年期？」他又說不出個道理，頂多說：「她最近脾氣鬧得很凶，不是更年期是什麼？」

這樣的事情遇到得越多，我就越發意識到，民眾的更年期知識是多麼匱乏，對更年期女性的關注是多麼少。其實這事非常簡單，因為更年期會給你的生理帶來很多變化，只要以此為依據，就可以準確地判斷你是不是到了更年期。

女人進入更年期，最明顯的特徵有五點：

首先是月經的變化。女性在進入圍絕經期後，由於體內激素分泌減少，卵巢無法正常排卵，導致月經週期出現紊亂，有時會縮短為21～25天，有的可能會延長為2～3個月。同時，月經量也變得不太正常，有時非常少，有時又由於很長時間才來一次，月經量很大。

這些都是圍絕經期常出現的症狀，如果這種症狀不太明顯，可不必過於擔心。但如果出現月經週期嚴重紊亂或長時間出血等不正常情況，可能會使得女性患子宮內膜癌的機會大大增加，這時就要考慮是不是患上了其他疾病，要及時到婦產科進行檢查治療。

第二，更年期女性在體態上容易產生局部肥胖，尤其是小腹突出，大腿內側脂肪堆積；乳房開始變得鬆弛萎縮，乳頭下垂或內陷；

貼心叮嚀

　　研究發現，絕大多數40歲以下的女性在進入持續閉經前，都會有一段月經紊亂的時期。具體表現為月經稀少、月經過少等症狀，此外還會伴有潮熱、出汗、煩躁、激動和失眠等不適。此時，你就應該警惕卵巢功能衰退了。卵巢功能的降低將直接影響人體雌激素分泌以及性功能、膚質、膚色和女性三圍體態，導致女性臉部發黃，體態臃腫，陰道發乾，加快衰老的到來。

皮膚開始變得乾燥粗糙、暗淡無光，甚至出現色斑和暗瘡等。這就是以前人們愛把更年期女性叫作「黃臉婆」的原因，也是讓許多女性最為恐懼的變化。

　　這種外貌上的改變其實是女性體內的雌激素造成的。雌激素是維持女性特徵最重要的因素，到了更年期，雌激素分泌急劇減少，身體在一時之間還難以適應這種變化，再加上情緒煩躁等因素，造成女性在外表上看起來不再面色紅潤、神采奕奕。但是這種改變也不是絕對的，只要在飲食上多加注意，多補充些植物性雌激素，適當運動，放鬆心情，是可以延緩衰老的。

　　第三，到了更年期，女性的記憶力也會減退，有時候走進一間屋子，卻突然忘了自己要進來幹什麼；總是要等到爐子上的水壺發出刺耳的警告聲，才想起還燒著水；有時候甚至會翻遍家裡所有的抽屜也找不到一本存摺……所有這些健忘的現象都令女性朋友們困惑不已，自己這是怎麼了？

　　其實，這是因為人到了更年期，大腦皮質開始萎縮，大腦表面的腦回縮小，腦溝擴大，腦的膠質也會有一定的萎縮。在生理學其他

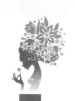

方面的變化主要是腦血管逐漸硬化、血液循環逐漸緩慢，腦的血流量和氧耗量逐漸降低，腦血流阻力也逐漸增加，這些變化使人的記憶力逐漸減弱。但是，此時人體大腦思維等神經活動的衰老並不明顯，雖然記憶力有所衰退，但分析與邏輯思維能力反而有增強的趨勢。因為中年人隨著年齡增長，知識和經驗日益豐富，因此對事物的認識、理解、判斷和推理能力要比年輕人強。因此，更年期女性神經系統方面最明顯的變化在於大腦皮質萎縮和記憶力衰退。

第四，女性進入更年期後情緒往往變得煩躁、易怒，即使是原本性格溫柔、開朗樂觀的女性，此時也會變得嘮叨、多疑、焦慮、悲觀，這種消極情緒往往伴隨著心悸和失眠的症狀。很多更年期女性對此煩惱不已，她們有時會控制不住自己的情緒，心裡清楚不應該發這麼大脾氣，但就是無法讓自己平靜下來，發完火後又懊惱、自責不已。也有的女性在進入更年期後並不愛發脾氣，卻變得沉默寡言、悲觀抑鬱，覺得生活中的一切都索然無味，這種情況更值得引起注意，很可能是患上了更年期憂鬱症。

由於生理上的一系列變化，再加上中年女性面臨來自家庭和社會的多重壓力，種種不良情緒就逐漸產生，這也是更年期綜合症的常見表現。一般情況下，這些不良情緒很快會過去，但如果情況較嚴重，或者有更年期憂鬱症的傾向，就要去醫院了，必要時做一些針對性的心理疏導。

第五，高血壓和高血脂也是更年期女性常見的症狀，很多女性會發現，自己的血壓和血脂原來都挺平穩的，而且身體也沒出現其他病症，卻突然有了高血壓，其實這也和更年期的到來有關係。

由於體內雌性荷爾蒙急劇減少，更年期女性膽固醇容易升高，血壓也會出現不穩定的狀況；再加上持續的精神緊張，會導致心跳加

速，外周小血管收縮，進而引起高血壓、高血脂的症狀。

　　如果讀到這裡你還是不能判斷自己是否進入了更年期，本書後附有「女性更年期自測表」，不妨測試一下。

　　Q：是不是停經就說明更年期到了？

　　A：這是一種普遍的錯誤認知，可以說停經是更年期的一個主要特徵，通常女性在45～55歲停經，然而，更年期在停經之前就已經開始了，所以不要等到停經再做更年期護理。另外，如果你在40歲以前就停經，說明你可能存在卵巢早衰的情況；如果到了55歲以後才停經，也並不是好事，有可能是有子宮內膜癌、乳腺癌等婦科疾病。

更年期包括哪三個階段

　　上一節提到，停經，或者說「絕經」，並不能和更年期畫等號，這一點從它的名稱就可以看出來。其實，更年期只是一個通俗說法，它在醫學上有一個專有名稱，那就是「圍絕經期」。顧名思義，就是圍繞絕經這一女性生理轉捩點的人生階段。

　　絕經所代表的意思是卵巢完全失去功能，不再排卵和分泌女性荷爾蒙，而更年期指的是在絕經前後的這一段時期。因此，它又分為三個階段，即絕經前期、絕經期和絕經後期。

　　絕經前期指卵巢功能開始衰退的階段，雖然還有月經，但卵巢已經不規律排卵或不排卵了，我們常說的更年期綜合症在絕經前期就

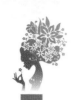

會出現，包括情緒不穩、焦慮失眠、發熱潮紅、心悸盜汗、頭暈頭痛等，這些都是因為卵巢的變化所引起的。

絕經期指的是女性人生中最後一次月經，即停經。這個時間沒有辦法當下知道，只能回顧性地判定。從絕經前期到停經，通常是2～3年，快的只有1年左右，慢的甚至10年以上也都有可能。一般來講，45歲以上的女性，只要超過一個月沒來月經，就可以判定是停經。

關於停經年齡，由於受到如遺傳、營養、生活習慣、婚姻狀況、疾病、心理素質等多種因素的影響，所以每個人都會不一樣，通常只要在45～55歲都屬於正常。研究表明，夫妻關係融洽，性生活和諧的婦女，其停經年齡較夫妻關係不和，縱欲或缺乏性生活的婦女相對較遲。尤其是精神心理壓力、操勞過度、長期抑鬱、焦慮的婦女，可影響神經內分泌功能而提早絕經，這在醫學上稱為卵巢早衰。據國外資料統計，40歲以前絕經的婦女，死亡的危險性較40～44歲絕經的婦女高39%，較45～49歲絕經的婦女高60%，較50～54歲絕經的婦女高95%。

絕經後期指停經以後、卵巢功能完全消失之前的一段時間。在早期階段，雖然卵巢停止分泌雌激素，但卵巢間質仍能分泌少量雄激素，後者在外周轉化為雌酮，是循環中的主要雌激素。一般60歲以後婦女機體逐漸老化進入老年期，此期卵巢功能已完全衰竭，雌激素水準低落，不足以維持女性第二性徵，生殖器官進一步萎縮老化，骨代謝失常引起骨質疏鬆，易發生骨折。

更年期的三個階段，一般來說平均有10～15年的時間。很多女性朋友聽說更年期要持續這麼多年，往往會產生恐懼心理，這是完全沒必要的，因為這裡所說更年期的持續時間，並不是更年期綜合症的持續時間。

進入更年期，女性朋友會面對很多身體上的不適症狀，但這些症狀並不會持續整個更年期。以熱潮紅和心悸症狀來說，多數人的症狀會在兩年左右就逐漸消失。所以，我們完全沒必要對更年期的到來過度擔心，多數女性都會出現一些不適症狀，但嚴重到需要吃藥調理的只是很小的一部分人。只要我們從心理上坦然接受，再做一些日常生活上的調理，更年期就會很順利地度過。

更年期 Q&A

Q：我今年42歲，月經紊亂將近兩年，每15～18天行經一次，每次持續4～5天，量多，顏色黑紅，有塊，同時還經常頭暈眼花、耳鳴、心悸、失眠、煩躁易怒、烘熱出汗等症狀，曾服用藥物，但效果不明顯。能給我一些調理建議嗎？

A：從描述的情況來看，屬於典型的更年期症狀，但你的年齡還沒到更年期，可能是肝腎陰虛所導致的更年期提前，在調養上建議採用滋補肝腎、寧心安神的方法。可適當服用一些葡萄籽、膠原蛋白等保健品，在飲食上注意飲水，增加雞蛋、牛奶、少量乾果，運動選擇太極拳、慢走、游泳、騎車等舒緩的方式。另外還建議你每天早晚打打坐，每次40分鐘。如果症狀仍然得不到緩解，建議到醫院進行藥物綜合調理。

為何有人更年期會提前到來

有天，我的診所來了一位年輕的女性，長得很好看，身材也苗條，看上去就30來歲，不過氣色很差，整個人透著一股疲態，看旁邊

有把椅子，沒等我招呼就直接坐了上去。

「你哪裡不舒服？」我問道。

「大夫，我停經了。」這位女士有氣無力地說道。

她這麼一說把我嚇著了，問道：「你才多大呀就停經了？」

「33歲。」

這位女性姓季，工作是模特兒，到我這裡來之前閉經已經一年了，在這一年時間裡總是感到疲勞、煩躁，而且晚上睡覺時經常盜汗。最近一段時間，頭髮掉得很厲害，現在看上去已經很稀疏，再這樣下去可能連工作都會丟了。

季小姐這些症狀應該是更年期才會出現的，可才33歲怎麼就進入更年期了呢？其實，這種情況叫假性更年期，也就是卵巢早衰。為什麼會出現這種狀況呢？原因很簡單，季小姐為了保持體態，長期節食，尤其是不吃主食，結果導致機體能量攝入不足，造成體內大量脂肪和蛋白質被消耗，使雌激素分泌減少，月經紊亂，直至閉經。後來，我讓她做了激素六項檢查，果然雌激素水準低於10，促卵泡生成素高達85。

生活周圍像季小姐這樣的情況並不罕見，而且近年還有愈演愈烈的趨勢。有人說，「我平時吃得很正常啊，怎麼就卵巢早衰了呢？」首先，讓我們來弄明白什麼是卵巢早衰。

《黃帝內經》裡講：「七七，任脈虛，太沖脈衰少，天癸竭，地道不通，故形壞而無子也。」意思是，女人到了49歲（「七七」為49，即49歲，醫學古籍中常有此類表述。同理，本書中「四七」指28歲，「五七」指35歲），任脈虛弱，太沖脈衰退，具有化生月經功能的腎氣枯竭，月經停止，因此失去了生育能力。女人這個時候不僅皮膚會變得暗淡無光、皺紋叢生，隨之還會出現熱潮紅（即經常感覺突

然間體溫急劇上升，熱的感覺從胸部開始，像潮水一樣迅速湧向頸部和面部。通常會持續一兩分鐘，過後又會覺得身體開始發冷，甚至打冷顫）、心悸多汗及頭暈目眩等狀況。由《黃帝內經》的描述可知，傳統醫學就已經研究得出，按照生命正常的節律，女性到了49歲左右才會停經。

與此同時，現代醫學研究也表明：女人的一生大約要排出400多個卵子，每月排一個。由於懷孕、哺乳、生病等原因造成停經時，卵子的排放也停了。待這400多個卵子排放完了，卵巢喪失了排卵的功能，導致月經永久停止，這就是絕經。綜合傳統醫學與現代醫學的研究成果來看，女性從月經初潮到完全停經，大約持續35年左右，一般女性的正常停經年齡應在49歲以後。

按照這樣的標準，女性進入更年期（這裡指絕經前期）最早應該是在45歲，如果在45歲以前，甚至是40歲以前卵巢功能便衰退，卵泡不能發育成熟並排卵，從而分泌的女性荷爾蒙逐漸減少，進而導致出現更年期症狀，諸如月經紊亂、面色萎黃、皮膚粗糙、皺紋增多、失眠多夢、記憶力下降、腰酸背痛等，這種現象就可以說是卵巢早衰，即假性更年期。

為什麼會出現這種狀況呢？對於大多數現代女性來講，生活看似多姿多彩，其實總結起來只有兩個字：忙碌。事實上，這種忙碌不僅包括工作，還包括娛樂。你也許會說，娛樂不就是放鬆，對身體應該有好處啊？確實，適當的娛樂是一種對身體的調節，但不適當的娛樂卻是對身體的消耗，比如上班族對著電腦工作一天，晚上回去還要玩電腦遊戲；本身就是運動員，經過一天的訓練，晚上還要跑去跳舞等，這些都是消耗。

另外，快節奏的生活容易讓人產生不良的情緒，比如失望、消

沉、沮喪、嫉妒、焦慮、憂愁、悲痛、煩躁、憤怒等，這本身就是一種自我損耗。還有各種慢性病，如腎炎、肝炎、胃病、糖尿病、高血壓等，既是身體損耗的結果，也是導致更多損耗的原因；再加上來自家庭方面的因素，比如長期縱欲，使腎精虧損、陽氣虛弱……損耗如此之多，怎麼能不早衰，更年期不提前呢？

根據中國女性抗衰老研究中心研究發現：腎臟、卵巢在女性衰老變化的過程中有著決定性作用，兩者緊密聯繫，缺一不可，靠單一補腎或單一養巢都無法從根本上達到抗衰養顏的目的。專家們一致認為，只有補腎養巢同時進行，輔以健脾益氣才是真正解決女性早衰，延遲更年期的唯一途徑。

針對季小姐的身體狀況，在診斷後我開出了一個綜合的調養規劃，在藥物方面選用了雌激素、孕激素、六味地黃丸、參苓白朮散、歸脾丸，再配以鹿胎膠囊、蛋白粉、複合維生素、複合礦物質、維生素E等保健品，同時在飲食上逐漸增加蛋白類食品比例，增加主食和脂肪類食品。在運動方面，根據她個人的喜歡選擇了慢跑和游泳，並且

更年期 Q&A

Q：我聽朋友說平時喝點醋可以抗衰老，請問這是真的嗎？

A：確實，女性朋友每天喝一杯醋，既可消脂又能抗衰老。不過，這裡的醋並不是陳醋，而是果醋。果醋中所含的豐富有機酸可以促進人體內糖代謝，使肌肉中的疲勞物質乳酸和丙酮等分解，從而消除疲勞。女性每日三餐中搭配喝點果醋，還能延緩血管硬化。需要注意的是，果醋食用過量會灼傷消化道，胃潰瘍的病人喝醋更要謹慎，喜喝醋者最好將醋稀釋，少量間隔飲用。

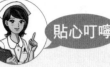

貼心叮嚀

　　女性多吃各種富含葉酸的食物，十分有利於卵巢的健康。瑞士的研究人員發現，多補充葉酸還可有效降低女性卵巢癌的發生率；同時，女性常吃富含葉酸的食物，發生卵巢癌的機率比很少吃葉酸食物的女性減少74%。

　　葉酸是一種水溶性的B族維生素，通常在各種新鮮的蔬菜中較為常見，此外，像柑橘類水果及全穀類食物中同樣含有豐富的葉酸。

保證每天8個小時的睡眠，10點前必須睡覺。經過19個月調整之後，月經基本規律，但是量仍然很少，還需繼續調養。

更年期綜合症是怎麼回事

　　我有個遠房親戚，比我小五六歲，有一次偶然遇到了，我看她氣色有點不好，就問她怎麼回事。

　　這一問可好，聽她說了一大堆，我才終於弄明白她是到了更年期，心裡非常害怕。我就問她：「你有哪裡不舒服嗎？」

　　她說：「就是月經量少了，而且兩三個月才來一次，其他倒沒有什麼。」

　　我說：「這叫月經稀發，到你這個年紀很正常啊，但也不至於臉色這麼差呀。」

　　她拍著我的手說道：「哎呀，姐，你就別提了。我現在晚上總是

七想八想的，嚇得我晚上睡不好覺。我以前見過更年期的朋友，很難受的。」

我相信生活中有相當多即將到更年期的女性也是這樣，身體還沒什麼狀況，自己先被更年期這個問題嚇倒了。更年期只是人生一個必經階段，其實大家恐懼的是更年期綜合症，恐懼源於未知，我們先來弄清楚更年期綜合症是怎麼回事，它為什麼會出現。

更年期又叫「圍絕經期」，所以更年期綜合症也叫「圍絕經期綜合症」，指婦女絕經前後出現性激素波動或減少所致的一系列以自主神經系統功能紊亂為主，伴有神經心理症狀的一組症候群。

女性絕經的原因是隨著年齡增長，卵巢功能逐漸喪失，而卵巢是女性體內雌激素的主要來源，所以導致的另一個結果就是雌激素急劇下降。現代研究已經證明，雌激素受體除了存在於生殖器官（即外陰、陰道、子宮、輸卵管）和第二性徵器官（即乳房）之外，同時還存在於女性全身其他各個部位，比如皮膚、脂肪、骨骼、心血管、泌尿及神經系統、肝臟等。女性在年輕時卵巢功能正常，雌激素能夠滿足這些器官的需要，一旦過了45歲，雌激素水準降低，不能滿足身體這些器官的需求，自然就會引發各種不適，最常見的如潮熱、心悸、失眠、記憶力減退、血壓升高、骨質疏鬆等，所有這些症狀綜合起來就是我們所說的「更年期綜合症」，所以說它並不是一種病，而是一系列的症候群。

不過值得注意的是，雖然更年期是每個人都要經歷的，但更年期女性不一定每個人都會遇到更年期綜合症，它完全是因人而異的，在出現的方式上、強度上、持續時間上也有非常大的個人差異。

有的人能明顯感覺到更年期綜合症的症狀，有的人甚至完全感覺不到。因為更年期綜合症出現的原因不僅與個人的身體素質有關，

還與人的性格、心理素質等有著密切關係。因此，不能簡單理解為女人到了更年期就一定會患上更年期綜合症，從而對更年期充滿恐懼心理。而且，即使身體出現了更年期綜合症，也可以採取有效的方法使其緩解乃至消失。因此，女性朋友們要知道，更年期只是女人必經的一段生命歷程，並不是患上了某種疾病，要從心理上對它有一種正確的認識，從而採取科學的方式來幫助自己順利度過女人生命中這一段特殊時期。

更年期 Q&A

Q：我母親今年53歲，失眠已經有將近一年的時間了，曾吃過一段時間安眠藥，但後來發現用量越來越大，就趕緊叫她停了，請問這是不是更年期造成的，該怎麼調理？

A：女性在這個年齡段，失眠多少都與更年期有關，但是否還有其他方面的原因，還要經過臨床確診。建議每天抽時間按一按太陽穴、百會穴，或者用保健木梳梳頭，至少5分鐘，這個方法可以安神助眠。另外，可以試試用一些小麥和大棗水煎去渣取汁，然後放入冰糖烊化頓服，每天晚上1次。如果症狀沒有緩解，或者特別嚴重，需要到醫院進行臨床調治。

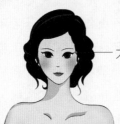

—— 百會穴

—— 太陽穴

🌿 更年期，每個人感受都不一樣

我今年54歲，有不少患者問我：「董大夫，按理說你也應該在更年期呀，怎麼一點都看不出來呢？」我告訴她們，其實我從35歲開始就為更年期做準備了，她們無不感到驚訝。

更年期的狀況因人而異，有的人主要症狀是失眠，有的人是血壓高，還有的人可能是頭痛、胸悶，而且每個人症狀表現的程度也不同，有些人覺得生不如死，有些人覺得還可以忍受，也有的人像我一樣，除了停經以外，基本上沒什麼其他異常感受，更年期就這樣過去了。

更年期的狀況如何，是由很多因素決定的，與這個人的體質、家族遺傳、婚姻狀況都有很大的關係，而除了這些，還有以下的因素：

1.內分泌：更年期是由於女性卵巢功能退化衰竭所致，有些女性

貼心叮嚀

現代心理學研究認為，如果一個人常常對人生、事業、人際溝通過分焦慮，不善與人交往，對不幸之事內心體驗深刻，過分忍耐，因而長期處於壓抑狀態，乃至不敢正視問題，抑鬱寡歡，難免會使免疫功能下降，因而導致各種代謝機能發生障礙，誘發各種癌變。在這種研究的基礎上，有醫學專家提出了癌症性格，也稱C型性格（C是取癌Cancer的第一個字母），其歸納了癌症患者共有的基本心理特徵：不善於表達和宣洩焦慮情緒、抑鬱，尤其是竭力壓制本該發洩的憤怒情緒。這類人群在行為上表現出過分屈從、過分自我克制、回避問題、忍耐等特點。

的卵巢功能是逐漸衰退的，這些女性在絕經前一段時間還會有月經，但是卵巢已經不再排卵，直到最後徹底喪失女性激素的內分泌功能，進入絕經期。這些女性從育齡期到更年期的過程是非常平順的，因此更年期的症狀相對較輕，甚至在一些女性身上毫無察覺，而有些女性卵巢功能的衰退是驟然的，這些女性的更年期症狀就比較嚴重。

2.精神因素：一個女性的性格會很大程度影響更年期症狀的強弱，一般來說，性格沉穩的女性更年期症狀相對較輕；性格內向敏感的女性，更年期症狀趨於抑鬱；性格外向的女性更年期症狀更多表現為煩躁。

3.社會文化因素：這也是女性更年期症狀輕重的輔助因素，在生活中注入文化教養、家庭及社會氛圍、家人朋友的理解和關照等，都會有一定的影響作用。

4.生活習慣：這一點是女性自己可以調控的，也是我最注重的。年輕時不好的生活習慣，如吸煙、喝酒，乃至不良性生活等，都是埋在身體裡的炸彈，到了更年期以後會爆發出來，所以大家一定要養成良好的生活習慣。

更年期
Q&A

Q：我太太今年53歲，近來經常在無預兆的情況下，突然感覺皮膚像著了火一樣，臉也被燒得通紅。到醫院檢查沒有發現器質性病變，醫生只說屬於更年期潮熱，建議吃些保健品，補一補雌激素，但具體該怎麼做呢？

A：如果只是潮熱的話，您太太的更年期狀況還不算很嚴重，在飲食上以清淡為主，保證蛋白質含量，適當增加豆製品，就可有效緩解。

🌿 為什麼更年期是上天給女人的禮物

　　女人年輕時，每個月都會面對那幾天生理上的不便，但當這種不便消失了，大家又感到不舒服，覺得青春已逝，不再是個完整的女人，因而會感到無比的悲哀和沮喪，甚至為此出現更年期抑鬱。事實上，大可不必如此看待更年期。

　　在我看來，月經在過去長久的歲月裡，為女性的健康擔當守護神的角色，如今停經只代表它的任務圓滿完成了，並不代表女性魅力的終結。女人的美不僅體現在光滑的臉蛋和苗條的身材上，更多的是一種韻味。更何況隨著社會的發展，人們健康意識的增強，通過保養，更年期女性依然可以擁有細緻的肌膚、苗條的身材。所以，更年期不僅不可怕，而且還是老天爺送給女人的一份禮物。

　　從家庭方面來講，女性到了更年期，往往是兒女已經長大，不再需要她們辛苦養育了，生活上大多也已經過了艱難的奮鬥階段，作為妻子，作為母親，肩上的擔子已經減輕了許多。因此，這時正是女人善待自己的時候，她們終於有了充足的時間去做自己喜歡的事。女性朋友應該把更年期當成人生一個嶄新階段的開始，用從容的態度去對待更年期，去享受生活的美好。

　　莊淑旂博士有個著名的理論叫「女人的三春」，她說：「女人的一生有三個健康關鍵期，一是月經生理期，二是懷孕生產期，三是停經更年期。只要掌握這三個生理的重大變動期，通過妥善的飲食調養與作息規範，就可以獲得永久的健康和美麗。」莊博士把更年期叫作女性的「第三個回春的關鍵」，因此，更年期對女人來說不僅不是磨難，反而是一個審查自己身體的好時機，只要悉心調養，使體內的新陳代謝在一個新的基礎上達到平衡狀態，以後的身體狀況完全可以比

以前更好，甚至以前身體上的一些疾病也可以趁此機會調養好。

　　當然，這有一個前提就是要「悉心調養」。更年期調養非常重要，只有調養得當，更年期才會成為禮物，如果調養失當，更年期就會成為加速衰老的導火線。中醫認為，更年期是女性一生中氣血流失最嚴重的時期，人體70%的氣血都在更年期內流失了，這個階段如果不能正確、快速地補益調養，那麼更年期症狀就會非常嚴重，人的衰老速度也會非常快。另外，女性在更年期慢性病爆發率是最高的，尤其是子宮內膜癌、卵巢癌、宮頸癌等婦科癌症，往往一生的積蓄就在此時送給了醫院。

　　當然，在現實生活中，我們也經常看到女性經過調整又進入人生的另一段美好時光，這些人長壽而且比實際年齡看起來年輕許多。因此，為了老年的健康，一定要做好更年期調養。

更年期
Q&A

　　Q：聽說烏骨雞湯對更年期補益很有幫忙，能提供具體的做法嗎？

　　A：準備黑芝麻80克、枸杞子30克、烏骨雞1隻、紅冬10克，生薑、食鹽各適量。做法如下：將黑芝麻放入鍋中炒香；將烏骨雞宰殺洗淨，枸杞子洗淨，生薑去皮洗淨切片，紅冬洗淨去核。在砂鍋內放水燒滾，將全部材料放入，用中火煲2小時左右，加入食鹽調味即可。

　　這個烏骨雞湯可以滋養肝腎，潤滑腸胃，補益氣血，烏鬚黑髮。不過，需要注意的是，烏骨雞不宜與野雞、甲魚、鯉魚、兔肉、蝦、蔥、大蒜一起食用；烏骨雞與芝麻、菊花同食易中毒；烏骨雞與芥末同食會上火；烏骨雞與李子、兔肉同食會導致腹瀉。

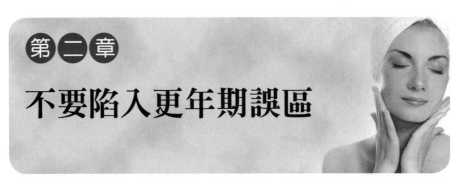

第二章

不要陷入更年期誤區

誤區一：更年期忍忍就過去了

我接診的很多患者都是其他患者介紹過來的，一個患者症狀得到緩解之後，就會把同樣遭受更年期折磨的親戚朋友都介紹過來。張大姐就是經鄰居介紹過來的。

我問張大姐哪裡不舒服，她的回答讓我大吃一驚，更年期的大部分症狀她都有，比如潮熱、潮紅、心悸、失眠、頭暈、盜汗等，而且還有高血壓。

我問她：「有沒有下體瘙癢，或者尿失禁？」

她猶豫了一下，點點頭說：「都有。」

我又問她：「這些症狀持續多久了，以前有沒有看過醫生？」

她說：「差不多有兩三年吧，沒看過醫生。」

我的心都揪在一起了，說道：「你這兩三年是怎麼熬的呀，身體不難受啊？」

她回答說：「咬著牙，忍忍就過去了。」

其實，張大姐並不是特例，像她這樣的更年期女性比比皆是。經過分析，我發現，大家之所以選擇隱忍，一方面是面對更年期自己難

以啟齒，因為更年期在社會普遍成了一個貶義詞；而另一方面，大家都覺得更年期是每個女性都要經歷的生理過程，出現種種不適症狀是自然的，忍過去就好了。

這絕對是一個錯誤的觀念。更年期選擇忍的結果是什麼？不是把更年期給忍走，而是把疾病忍來了。我經常講，更年期不是病，經過調理之後，外可以緩解症狀，內可以增強體質，但如果選擇忍的話，反而把沒病忍成了病。後來，經過一系列的檢查、確診，發現張大姐患有子宮內膜癌，而且已經到了晚期。

像張大姐這樣的，是屬於生理方面的病症，另外還有心理方面的，比如更年期抑鬱，忍的結果可能直接就是結束自己的生命。所以，千萬不要把更年期當成一個小問題，選擇一味地隱忍。

當然，有些人不想去看醫生是出於經濟方面的考量，但你想過沒有，一旦忍成了慢性病，花費可能更巨大。相比之下，調理的成本是很低的，主要是從飲食和運動上加以控制，可以是零成本的。此外，即便

更年期 Q&A

Q：我母親今年52歲了，停經近一年，有腰背痛、陣發性潮熱、出汗、伴頭痛、頭暈、心悸、胸悶、噁心、外陰瘙癢、入睡困難等更年期症狀。要帶她上醫院她又不肯，請問該怎麼處理？

A：首先家屬要關懷、包容她，多陪她聊天，在聊天時加強心理疏導。飲食上，適當增加可以穩定情緒的食品，如香蕉、牛奶等，增加高蛋白、高維生素的食物，每天兩杯豆漿，適當補充一些魚肝油、鈣片以及B族維生素。另外，儘量引導她做一些如慢走、游泳、騎車等有氧運動。

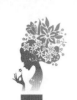
症狀比較嚴重，需要適當服用一些保健品，費用應該也比治病輕微。

所以，在此呼籲更年期的姐妹們，千萬不要再忍了。

🌸 誤區二：更年期補雌激素就能搞定

近年來，更年期女性採用雌激素替代治療逐漸流行起來，很多女性朋友在更年期階段會考慮接受雌激素替代療法（ERT）。事實上，早在1963年，美國醫生羅伯·威爾遜（Rober Wilson）便開始使用雌激素治療婦女更年期綜合症了，並且收到了良好的效果。

經過半個多世紀的研究與推廣，雌激素替代療法已經成了治療更年期綜合症最常見的方法之一，具體來說，它有以下四大功效：

第一，有助於緩和女性絕經期間月經週期的紊亂。

第二，緩解雌激素低落症狀。由於絕經期雌激素含量偏低，女性會出現潮熱盜汗、泌尿生殖器官萎縮及骨質疏鬆等症狀，而雌激素替代療法會緩解這些症狀。

第三，有利於降低心血管病發生的機率。雌激素替代治療可改善血漿中脂蛋白的成分，從而減小女性患上心血管病的機率。

第四，雌激素替代療法還能有保護血管內皮細胞、抑制動脈硬化及調節血管活性物質、改善心肌血液供給功能等作用。

儘管雌激素替代治療效果顯著，但更年期女性也不可擅自決定採用此種治療方法，更年期女性要遵循醫生的建議，仔細考慮雌激素替代療法的功效及副作用後再做出決定。

經臨床治療和研究證實，以下幾類人不建議採用雌激素來治療：

第一，患有糖尿病、高血壓、高血脂和高血糖這些疾病的更年期女性。激素類物質對人體的神經系統和血管會造成一定的影響，也就

是說，使用雌激素治療更年期綜合症可能會對女性的血壓、血糖穩定帶來損傷。

第二，患有肝臟類疾病，特別是肝腎功能不正常的患者。因為但凡激素類的藥物進入人體內後，都是通過肝臟的新陳代謝，最後由腎臟排出體外。如果患者患有肝臟類疾病，或者是肝腎功能不正常，就會導致進入體內的雌激素無法正常排出。如果雌激素排出不及時，那些遺留在體內的雌激素會對身體健康帶來影響。

第三，陰道出血患者。特別是那些原因不明的陰道出血，女性一定要及時接受檢查，經證實排除惡性出血，才可以考慮使用雌激素替代療法。

第四，患有乳癌、子宮內膜癌等惡性婦女疾病的女性，禁止使用。

除了這些，事實上雌激素治療就會有一些副作用，比如造成子宮異常性出血，提升乳腺癌及子宮內膜癌的出現機率等。有調查顯示，在被查出的150例乳腺增生患者中，都有常年服用各類含雌激素的習慣。在生活中，還有不少年輕女性為了皮膚好而服用雌激素，這就更

貼心叮嚀

月經增多可能不是生殖器官的問題，而是血液病的徵兆。月經和其他人體出血現象一樣，都受到自身凝血系統的調控。如果凝血系統出現異常，如先天缺乏某種凝血因數的血友病女性，常會因為血液不容易凝固而導致月經量增加、出血時間長。其他常見的血液病，如血小板減少、白血病、再生障礙性貧血等，都會造成凝血系統的異常調控而使月經量增多。

加不健康了。因此，我建議大家不要直接服用雌激素藥物，最好採用天然的方法補充體內雌激素。

Q：更年期補充雌激素有哪些天然的方法？

A：喝豆漿。每天早上喝一杯美味的原汁豆漿，就能補充雌激素。至今已發現的植物性雌激素約有400種，最為常見的是異黃酮，主要分佈於豆科當中，在大豆中含量特別豐富，故稱「大豆異黃酮」。大豆異黃酮的結構與女性體內的雌激素相似，它在人體可起到補充雌激素的作用，而在體內雌激素水準過高時（如乳腺增生、子宮肌瘤等），大豆異黃酮又會阻止雌激素過量作用於女性器官，從而使女性體內雌激素活性保持平衡，因此大豆異黃酮又被稱為女性雌激素水準的調節器。當然，除了喝豆漿之外，三餐也可適當多吃一些豆製品，如燉豆腐等。

🌿 誤區三：更年期以後不需要性生活

在我接觸的更年期女性中，有70%以上的人表示已經沒有了性生活或者性生活的次數和品質大打折扣。然而，國外的報告資料顯示，在歐洲，70歲以上的婦女中，有半數以上仍然對性生活保持著興趣。

為什麼會有這樣大的差別？其中部分原因來自女性生理上的變化，但大部分原因還是人們認知上的錯誤。在我國傳統文化中，性事本來就是一個禁忌話題，上了年紀的人更是羞於啟齒，即使有性需求也不敢提。與此同時，一些女性到了中年就會出現明顯性欲減退和

陰道分泌物減少的情況。絕經後的女性不僅覺得自己精力不如以前，每逢老公要與自己親熱時，還會產生反感。因為陰道變僵、狹窄和乾燥，性生活給自己帶來的只是疼痛和痛苦。因此，大家就更加堅定地認為女人進入更年期之後就不需要性生活了。事實上，這種觀念是完全錯誤的，更年期女性其實比任何階段的女性都更需要性生活。

首先，有相當一部分更年期女性的性欲不僅不會減弱，相反，因為孩子們長大了，生活的壓力減少了，經濟條件也改善了，並且有了大量的空閒時間，所以她們的性欲反而會有所提高。在這種情況下，如果抱持錯誤的觀念，拒絕性生活，必然會對健康造成負面影響。

其次，即使由於雌激素水準下降，導致陰道壁萎縮、彈性變差和分泌物減少，由此造成性交疼痛和性交障礙，也不能拒絕性生活。因為合理的性生活恰恰可以刺激體內雌激素增長，從而有效緩解以上這些症狀。

此外，健康的性生活還是維繫家庭和睦的關鍵。更年期女性的丈夫出軌機率在一生各個階段中是最大的。不止一位更年期女性曾經向我哭訴，說她老公在外面有人了，正準備離婚呢。面對這種情況，我總會站在客觀的角度來分析，男人出軌肯定是有問題，這且不論，那麼作為受害一方的女人有沒有問題呢？我認為也是有的，一方面女人到更年期不懂得調養，年老色衰，吸引不了男人的目光；另一方面，女人到更年期就不情不願甚至是直接拒絕性生活，男人在家裡得不到滿足，自然就去外面找了。

因此，女性朋友在進入更年期之後不僅不要拒絕性生活，還要花心思好好地經營性生活。

貼心叮嚀

　　紐西蘭運動醫學專家研究發現，女性每週游泳2小時，可使宮縮能力提高一成以上，有助於性生活。蛙泳與蝶泳被認為是最適合女性的性愛運動。尤其是蛙泳，在兩腿的一張一合中，鍛煉了女性的腿部肌肉、盆底肌肉以及腹肌。而這幾組肌肉是女性在性生活中用到的最重要的肌肉，尤其是恥骨尾骨肌，通過它的適當收縮和放鬆，女性的子宮收縮能力將得到大大提高，可以幫助女性獲得更為完美的性生活，讓女性更容易獲得高潮。

更年期 Q&A

　　Q：行房時下體特別疼，因為害怕所以後來就沒有了，請問有什麼解決辦法？

　　A：可以在醫師指導下，短期或間歇性使用小劑量的雌激素藥物。另外，還可以使用潤滑劑。此外，在絕經前保持規律的性生活，在絕經後仍可保持良好的性適應，甚至60歲以後仍然如此。

🌿誤區四：更年期女性不需要避孕

　　有一位張女士，已經47歲了，月經兩個月沒來，當時她沒在意，以為是更年期到了，可能要絕經了。幾天之後，她感覺胃有些不舒服，總是想吐，於是到醫院看病，沒想到檢查完之後醫生告訴她是妊娠反應，她懷孕了！

　　張女士當時急了，就罵那位醫生是庸醫，說她年紀這麼大，都已

經是更年期了，怎麼可能懷孕！

　　張女士為什麼有這麼大的反應？原來，她有一兒一女，女兒都已經大學畢業結婚了，前兩個月剛剛懷孕，本來是打算滿心歡喜等著抱外孫，這下可好，母女倆一起生孩子，這說出去還不讓鄰居笑掉大牙！

　　張女士不相信這家醫院，經人介紹來到了我們中心。聽她這麼一說，我心裡就有底了，現在的醫療水準，即使是在地方醫院，確診懷孕的差錯率幾乎為零，她八成是懷孕了。經過我們的檢查，果然如此。

　　張女士後來經過和家人協商，還是把孩子流掉了。在此之前，張女士的身體一直很好，但拿掉這個孩子之後，健康狀況急轉直下，在我們中心經過一系列的綜合調理後才穩定住。

　　現實生活中，很多更年期女性和張女士一樣，認為更年期就不會再有生育能力，所以在性生活時並不考慮避孕這個問題。其實，更年期是一個較長的過程，而非一瞬間，女性絕經，會經過數年時間，到完全告別月經，中間還會有反復。這一特殊時期，女性的生育機能雖然發生了減退，但偶爾也會正常排卵，並非絕對不能受孕，一旦放鬆了警戒心理，仍有可能受孕。

　　可能有人會說，懷孕是好事，那就生吧，大家不要帶有偏見！其實，這還真不是偏見，高齡產婦生育是一件非常危險的事。不僅產婦自身的健康狀況已經無法承受生產，而且還由於男女雙方年齡都比較大，導致受精卵不健康，易發生流產、胎死和畸形胎兒。這也是張女士及其家人後來決定流掉孩子的主要原因。

　　事實上，女性更年期不僅有避孕的必要，而且如何避孕也非常重要，因為許多適合年輕女性的避孕方式並非完全適合更年期的女性。首先，安全期避孕就不適合。更年期女性由於卵巢功能衰退，原有的排卵規律被打破，排卵時間難以預測，甚至出現一個月不止一次排卵

的情況。如果以前一直採用安全期避孕，就會發現原來的安全期不安全了，稍不注意就會懷孕。

一般來說，更年期避孕可選擇男用避孕套，如果陰道乾燥，可在避孕套上塗避孕藥膏，既加強避孕效果又能潤滑陰道。也可使用各種外用殺精劑，如外用避孕藥膜或避孕栓劑等。因為口服避孕藥對身體的脂肪和糖代謝有一些影響，服用後發生冠心病、血栓症的機會可能增多，更年期婦女不建議服用。

更年期 Q&A

Q：我今年46歲，尚未生育，現在突然懷孕了，雖然在計畫之外，但還是想把孩子生下來，請問會有問題嗎？

A：高齡生產只是危險係數比年輕人要高，並不代表不能生一個健康的寶寶，有報導稱澳洲一位68歲的老太太就曾生下一個健康的男嬰。這種情況雖不多見，但足以說明高齡並非一定不能生。不過，建議你最好找一個大醫院，做一個系統的檢查，對你的身體狀況做一個評估，然後再做決定。

🌿 誤區五：潮熱多汗就是更年期綜合症

曾有一位郭女士，跟我說她是更年期綜合症，讓我幫她調理。於是我就問她：「你怎麼斷定自己是更年期綜合症的？」

她告訴我：「年紀到啦，今年49歲了，而且潮熱出汗，情緒還不穩定，這還不是更年期綜合症？」

我又問她：「除了這些症狀，還有沒有其他問題？」

她想了想，回答我：「偶爾會有心悸的症狀出現，我聽別人說

了，更年期綜合症也會出現心悸的情況。」

後來，我對郭女士做了系統的檢查，發現她的主症實際上是冠心病。

在生活中經常會出現這種情況，女性到了更年期，只要身體不舒服就會誤以為是更年期綜合症，而且很多更年期綜合症患者還覺得忍一忍就過了，使得延誤了疾病的診治。事實上，有些類似於更年期綜合症的症狀也可能是身體其他器質性疾病的表現，必須仔細鑒別，以免延誤治療。

通常，被誤認為是更年期綜合症的疾病有以下幾種：

1.高血壓病：有些女性在更年期血壓會升高，但主要是收縮壓升高，舒張壓變化不大，一天中血壓波動較大，睡眠後血壓往往可降到正常範圍，常伴有潮熱、多汗等，眼底和心電圖檢查無變化。而高血壓病的血壓往往呈持續性升高，舒張壓和收縮壓都超過正常水準，且常伴有頭暈、心悸等症狀，心、腦、腎等器官有不同程度的損害。

2.冠心病：在更年期，由於自主神經功能紊亂，使血管舒縮功能失調，會出現心前區疼痛，呈持續性鈍痛，舌下含服硝酸甘油無效。而冠心病的心絞痛在胸骨下段或心前區，疼痛呈壓榨性或窒息性，並向左臂放射，舌下含服硝酸甘油後可緩解，發病與情緒活動、體力活動有關。

3.食管癌：更年期婦女常感咽喉部有異物，嚥之不下，吐之不出，但不影響吞嚥，各項檢查正常。食管癌的吞嚥困難是漸進性的，患者同時有進行性消瘦。食管鋇餐X光檢查、食管拉網檢查可發現病理改變。

4.宮頸癌和子宮肌瘤：女性更年期綜合症多發於絕經前期，此時月經會發生紊亂。此階段也正是宮頸癌和子宮肌瘤的好發年齡。因

此，要定期做婦科檢查，必要時做宮頸抹片活檢和子宮內膜活檢。月經異常者應及時去醫院就診，明確診斷。

　　以上是常見容易誤診的疾病，還有許多疾病如老年性精神病神經官能症等，在此不一一贅述。特別要指出的是，更年期綜合症往往與上述疾病同時存在。開始是更年期綜合症，以後又罹患了器質性疾病，對這些情況要高度警惕，定期全面檢查是非常必要的。

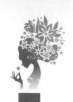

更年期
Q&A

　　Q：我今年42歲，最近常頭痛、失眠，有時還會有胸悶心悸的情況，血壓也不穩定，醫生說我這是神經衰弱，請問是這樣嗎？

　　A：神經衰弱通常不會出現心悸和血壓不穩的情況，在我看來，不應該排除亞更年期的情況，建議你到大醫院進行系統的檢查，較好確診。

第二篇

更年期類型不同，
調理方案也不同

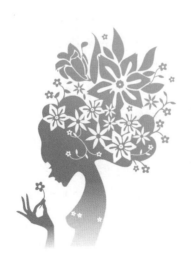

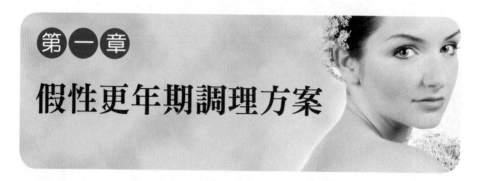

第一章

假性更年期調理方案

🌿 假性更年期逼近年輕女性

　　有一位李小姐，一走進診療室我立即察覺她的面色明顯暗沉，頭髮掉得很嚴重，估計是月經出了問題。一問之下，果然月經已經半年沒來了。

　　我又問她：「除了閉經之外，還有什麼其他症狀？」

　　她想了想，告訴我：「經常容易出汗，身子感覺一陣一陣的熱，不想吃東西，吃完後還會嘔吐，情緒也不太好，很容易發脾氣，我感覺自己可能得了憂鬱症。」

　　她說的這些都是更年期的症狀，於是我告訴她：「這不是憂鬱症，是更年期綜合症。」她露出一副很不可思議的表情，盯著我說：「醫生，你弄錯了吧，我才29歲，怎麼就更年期了呢！」

　　我說：「沒錯，你這是典型的假性更年期。」

　　假性更年期又稱為隱性更年期，指女性沒有到達更年期的年齡，但由於卵巢早衰導致雌激素減少，從而出現一系列類似更年期症狀的現象。前些年這還是一種很罕見的病症，但近兩年出現了大量增多的趨勢，而且患者年齡也越來越低，以前是30多歲到40歲，現在連20多

歲都有了，甚至有高中生出現卵巢早衰的案例。

　　假性更年期和更年期的症狀大體一致，表現為失眠、潮熱出汗、心煩、胸悶、心率加快，在體徵上表現為皮膚乾燥、乳房下垂、頭髮枯黃脫落等，有些人還伴有關節疼痛等。

　　造成假性更年期的原因有很多，比較常見的包括生活節奏加快引發的心理壓力過大、體質衰弱、自身免疫性疾病、卵巢疾病、人工流產等。近年，年輕女性因為減肥導致假性更年期的比例大增。

　　前面說的這位才29歲的李小姐，就是減肥不當造成了假性更年期。經過瞭解，她是在9個月前開始減肥，她身高163公分，那時的體重是65公斤，9個月前決定減肥，為了快速達標，她連吃減肥藥帶節食，堅持了3個月，在這3個月裡，幾乎沒怎麼吃主食，每天以蔬菜、水果等少量食物維持，結果體重減了15公斤，身材變苗條的同時，月經也停止了。為什麼減肥會引發假性更年期呢？這是因為，激素的原料是膽固醇，雌性激素是儲存在脂肪中的，不當減肥很容易導致體內脂肪儲備不足，引發雌激素嚴重不足，從而出現閉經及一系列更年期症狀。

　　後來，我採用調理氣血、化瘀散結、補益沖任的方式，幫她調理各臟器功能，使雌孕激素的分泌水準趨於均衡，李小姐的症狀才得到緩解。

更年期
Q&A

Q：假性更年期會影響懷孕嗎？

A：會的，假性更年期的根源是卵巢早衰，卵巢早衰者雖然調控卵巢排卵功能的垂體和下丘腦還在不斷釋放促卵泡成熟激素，催促卵巢排卵，可卵巢本身無能為力，因此患者是不能懷孕的。不過假性更年期是可逆的，治好之後還是可以懷孕。

🌿 測一測，你假性更年期了嗎？

　　有一些年輕朋友問我，怎麼判斷自己是不是假性更年期，是不是沒有閉經就不算假性更年期？對於這個問題，我往往先推薦她們做一個假性更年期自測表，給自己打一下分數。讀者朋友們如有需要，也可以測試一下下面這張表。

假性更年期自測表

症狀	基本分	程度分			
		0分	1分	2分	3分
月經不調	4分	無	經常，量少或量多	經期縮短或延長	閉經
失眠	2分	無	偶爾	經常，服安眠藥有效	影響工作、生活
容易激動	2分	無	偶爾	經常，能克制	經常，不能克制
感覺障礙	2分	無	與天氣有關	平常有冷、熱、痛、麻木感	冷、熱喪失
皮膚改變	2分	無	失去光澤、皮膚乾燥	色斑、皺紋	皮膚乾癢，黃褐斑
潮熱出汗	4分	無	<3次/日	3～9次/日	≥10/日
抑鬱及疑心	1分	無	偶爾	經常，能控制	動搖生活信念
眩暈	1分	無	偶爾	經常，不影響生活	影響日常生活
疲乏	1分	無	偶爾	上四樓困難	日常活動受限
骨關節痛	1分	無	偶爾	經常，不影響功能	功能障礙
頭痛	1分	無	偶爾	經常，能忍受	需要治療
心悸	1分	無	偶爾	經常，不影響生活	需要治療
皮膚蟻走感	1分	無	偶爾	經常，能忍受	需要治療
泌尿系感染	2分	無	<3次/年	>3次/年	>1次/月
性生活狀況	2分	無	性欲下降	性交痛	性欲喪失

這個自測表的計算方法為各症狀的基本分與程度分的乘積之和。假如，月經不調程度分為2分，失眠程度分為1分，心悸程度分為2分，那你的自測總分為：（4×2）＋（2×1）＋（1×2）＝12分。總評分高於8分，是假性更年期前兆，如果不加以調理會導致假性更年期；高於19分，表示卵巢功能衰退嚴重，已經處於假性更年期了；31分以上，表示假性更年期症狀非常嚴重，需要系統的治療。

　　請大家對照這一表格，判斷自己是否存在假性更年期狀況，以達到早確診、早治療、早健康的目的。

> **更年期 Q&A**
>
> **Q**：有沒有更科學的方法來診斷假性更年期？
>
> **A**：有的，假性更年期在醫學上被稱為卵巢早衰。目前全世界公認卵巢早衰的診斷標準為：1.年齡＜40歲；2.閉經時間≥6個月；3.兩次（間隔1個月以上）血FSH（促卵泡激素）＞40mIU/ml。因此，假性更年期的診斷並不難，更重要的是盡可能明確引起卵巢早衰的病因，以指導臨床治療。

🌿 假性更年期女性的飲食宜忌

　　前面提過，假性更年期和假性近視一樣，是可逆的。對於患者來講，在進行專業治療的同時，還要在生活起居中加以配合，尤其是在飲食上。以下就給大家講一講假性更年期患者平時在飲食上適宜吃什麼，不能吃什麼。

要多吃的食物

1.胡蘿蔔：英國的營養學家發現：每週平均吃5次胡蘿蔔的女性，患卵巢癌的可能性比普通女性降低50%，而美國的專家也得出了類似的結論。

2.銀耳：銀耳又稱作白木耳、雪耳，被譽為「菌中之冠」，具有極高營養價值，是滋補珍品。銀耳中的多糖類是重要成分，還含有多種人體必需氨基酸、鈣、鐵、磷等多種礦物質及維生素，有抗血栓形成、保護心血管健康、防止動脈硬化、降血脂與降血糖等作用，對延緩卵巢功能衰退也有一定作用。

3.大豆：大豆不僅含有豐富的優質蛋白質，而且有大豆異黃酮、大豆磷脂、大豆皂苷、大豆低聚糖、大豆膳食纖維、維生素E及水解後的大豆肽等多種物質，它們都具有特殊的生理功能，能延緩衰老、改善腸胃功能、降血壓和降血脂。其中，大豆異黃酮具有植物雌激素的作用，可預防與雌激素低下有關的病症發生，如更年期綜合症、骨質疏鬆、血脂升高等；對於高雌激素水準者，大豆異黃酮則表現為抗雌激素活性，可預防乳腺癌、子宮內膜癌等。

此外，還應常食瘦肉、蘑菇、水果、蔬菜、冬瓜、西瓜、綠豆、赤小豆等，並適當配用一些鹼性食物，可以緩和代謝性酸性產物的刺激，對卵巢保健有很大好處。

少吃或不能吃的食物

1.煎蛋：女性凡是吃一些油煎的雞蛋都會增加患卵巢疾病的危機。因為煎蛋時會導致很多生物活性分化產品形成，如膽固醇氧化物等，而這些食品都有產生細胞毒性的效用，尤其會對女性的卵巢帶來一定的危害。

2.爆米花：爆米花是傷陰的食物，假性更年期女性吃了會致陰虛火旺，加重病情。

3.辣椒：辣椒是著名大辛大熱的刺激性食品，極易傷陰動火。故《隨息居飲食譜》中說：「陰虛內熱，尤宜禁食。」女子假性更年期多屬肝腎陰虛，內火偏旺，所以辣椒尤當忌吃。

此外，忌多鹽飲食，不吃或少吃鹹菜、豆腐乳、鹹肉、火腿、香腸、豆醬等；限制刺激性食物，如咖啡、煙、酒、茶及可樂飲料等；禁吃各種辛辣調味品，如蔥、薑、蒜、胡椒等。

Q：聽說吃葉酸可以治療假性更年期，是這樣嗎？

A：葉酸是水溶性維生素，常被稱為「造血維生素」或維生素B_9、維生素M，在人體健康上的重要性遠超過一般維生素，對抗卵巢衰老確有加分效果，但治療假性更年期還談不上。而且也不建議大家直接服用葉酸，平時可多吃一些像蘆筍、牛奶、青花菜、紅蘿蔔等富含葉酸的食物。

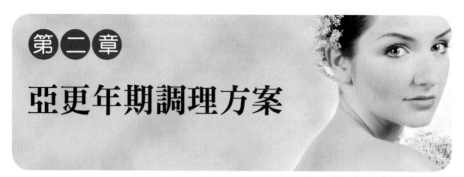

第二章
亞更年期調理方案

🌿 什麼是亞更年期？

我們已經知道假性更年期是由於卵巢早衰，導致女性沒有到達更年期年齡卻出現了類似更年期的一系列症狀。那麼，亞更年期又是怎麼回事呢？

其實，亞更年期本質上和假性更年期類似，也是沒有到達更年期年齡卻出現更年期症狀，但與之不同的是，亞更年期指的是40歲以上的女性。前面講過，女性到了45歲基本上已算是進入更年期了，40～45歲這個階段，雖然還沒有到更年期，但是已經接近了，有可能出現更年期症狀，我們稱之為亞更年期階段。

假性更年期是可逆的，經過一段時間的合理調理，更年期症狀可以完全消失，女性可以恢復到健康的生理狀態。然而，亞更年期與之不同，因為過幾年就已經到達更年期年齡了，也就是到了卵巢正常衰老的年齡，所以可逆的情況是很小的。對於亞更年期的女性來講，最重要的不是趕走更年期，而是運用合理的養生方法調整好身體迎接更年期。

趙女士是一名外企的高階主管，兩年前找到我，那時她已經43歲了。據她說，三個多月前開始出現一些更年期症狀，比如無緣無故地

擔心、焦慮，晚上經常失眠，剛開始她不是特別在意，只覺得可能是工作壓力造成的，於是自己採取了一些放鬆減壓的方式。然而，在進行自我調節一段時間之後，發現不僅沒什麼效果，近一個月狀況更加嚴重，除了情緒上的問題，比如總是莫名的抑鬱、煩躁，經常為一點小事就發火等，還出現了一系列生理問題，如月經紊亂，經常無誘因出汗，心慌、氣短，稍微勞累就覺得渾身疼痛，天冷時加重，甚至下樓梯或走遠路時關節有疼痛感。

根據趙女士所描述的狀況及其年齡判斷，她應該屬於亞更年期，也就是卵巢早衰導致更年期提前，於是我建議她做一些相關的檢查。經過激素六項測定，檢查兩次基礎FSH＞20IU/L，最後斷定為卵巢早衰隱匿期，提示一年後可能會閉經。於是，我對她採用了激素療法治療三個月，以減慢卵巢衰老的速度，並使症狀緩解，到現在，她已經進入更年期年齡，並沒有出現大問題，頂多是有一些輕微的潮熱，最關鍵的是她沒有提前閉經。

總之，如果你處於亞更年期狀況，一定要多加小心，如果調理不好，到更年期階段就會出現斷崖式更年期，這一點在下一章會講到，到那時候，就不是養生調理可以解決問題了。

更年期 Q&A

Q：我今年44歲，經常牙疼，疼得我睡不著覺，請問這和亞更年期有關嗎？

A：其實是有關的。女性隨著年齡增加，骨密度會逐漸降低，同時，因卵巢功能衰退，雌激素分泌減少，也會加速骨量流失，從而使牙槽骨出現疏鬆和退化，其表面的牙齦也會出現萎縮，牙根逐漸暴露出來，牙齒遇到刺激就會疼痛。所

以，更年期前後女性特別容易牙痛。建議你每天堅持早晚刷牙，睡前和醒後進行「叩齒」並按摩牙齦，這樣可以保留牙槽骨骨質，減緩萎縮。

健脾，不讓更年期提前到來

高女士為某外企高階主管，今年剛剛40歲。最近工作比較累，回到家只想上床睡覺，翻來覆去卻睡不著。幾天下來，高女士變得消瘦，精神萎靡不振，臉色蒼白，尤其是嘴唇白得沒有一點血色，不得不用口紅來掩飾。讓高女士不解的是：明明累了一天，好不容易躺下，為什麼睡不著，總要想亂七八糟的事兒呢？

高女士出現的這種情況，屬於亞更年期的早期徵兆。我們常說，脾虛的女人老得快，這個問題和脾功能失調有關，因為思慮過度易傷脾。但為什麼脾功能失調會引起面部與唇色發白，以及形體消瘦呢？

中醫認為「脾為後天之本」，怎麼說呢？你不妨想一想土地。雖然現在人們的生活水準提高了，有汽車、電腦等，但這些都不是人類生存所必需的，沒有這些，人類照樣生活了幾千年。那麼，什麼才是人類離不開的呢？那就是土地。如果土地貧瘠，那生長在土地上的花草也不會好看。如果沒有了土地，也就沒了花草，人類也將面臨毀滅。在中醫理論中，脾屬土，它就是人的後天之本，是擁有姣好容貌的保證，也是人存活下去的根本。

中醫認為，「脾開竅於口，其華在唇，在液為涎」，脾功能好，嘴唇會很滋潤、很豐滿，否則就會比較乾癟。如果身體出現莫名的消瘦、流口水、濕腫等症狀時，也說明脾不好。

脾還有統血的作用，就是統攝、約束血液行於脈內而不外逸。

但如果脾氣虛弱，失去了約束血的力量，就會出現一些出血病症，如皮膚紫癜、產後出血不止、嘔血、便血、尿血等。治療脾虛引發的出血症狀重點在於補脾氣。《本草綱目》中說，山楂「凡脾弱食物不克化，胸腹酸刺脹悶者，於每食後嚼二三枚，絕佳。但不可多用，恐反克代也」。此外，《本草綱目》還記載，龍眼味甘，可開胃益脾、補虛長智；紅糖能和脾緩肝，適合脾虛的女性食用。

此外，「思傷脾」，思慮過度就會擾亂脾的正常工作，反映到身體上就是食欲不振、無精打采、胸悶氣短，時間久了亞更年期就出來了。所以，女性朋友們一定要做到思慮有節，只有脾功能正常了，才不會讓更年期提前到來。

這裡有兩個健脾小方法推薦給大家：

1.將500克紅豆洗淨，用高壓鍋煮15分鐘，待熟爛後開蓋放入蜂蜜攪拌均勻，盛出放進冰箱中冷藏。待食用時可撒些花生碎末，或是自己喜歡的其他食品。蜂蜜紅豆粥吃起來清涼爽口，還有消脹除腫、健脾的功效。

2.大紅棗20個，茯苓30克，粳米100克，將紅棗洗淨剖開去核，茯苓搗碎，與粳米共煮成粥。這就是紅棗茯苓粥，可以代替早餐食，有健脾的功效。

更年期 Q&A

Q：如何判斷自己是否脾虛？

A：脾虛有兩種表現，越來越胖或者越來越瘦。如果是思勞傷脾，脾氣虛可能表現為越來越瘦。還有一種不是因為心情，而是因為懶，因為久坐不運動導致傷脾，體內垃圾毒素逐漸堆積，人也會越來越胖，而且是虛胖。

🌿 中年「節能減排」，更年期就會晚點來

如果將人的一生用四季來表示，那中年應該是秋季。對於女人，在中年階段，當出現怕冷、容易疲勞、睡眠時間短的情況時，我們就應該告訴自己，生命的冬天要來了，從現在起要注意保暖、節制房事，以順應變化。前述身體變化正是腎氣虛的表現，在此時若能「節能減排」，就是為即將到來的「冬季」儲蓄能量。

人體隨著腎氣逐漸旺盛而生長發育，直至成熟，繼而又隨著腎氣逐漸衰竭而走向死亡。《黃帝內經》在闡述人體衰老的原因時說「腎氣衰，精氣虧」，認為「腎氣有餘，氣脈常通」是延年益壽的首要條件。當女人到了35歲左右時，就會出現腎氣逐漸虛衰的現象。腎主骨生髓，所以隨著腎氣衰弱，骨骼就變得很脆弱，記憶力也下降了。

腎氣衰老是一種必然，尤其是人到中年的白領菁英，由於工作壓力大，難免對腎氣造成持續傷害。這一過程雖沒辦法扭轉，但可以通過「養精蓄銳」的方式延緩衰老到來。腎可以說是儲存人體基本物質的倉庫，這些基本物質每時每刻都在消耗，當倉庫裡的物質用完了，生命也就結束了。人到中年，這個倉庫裡的東西就用了一半，如果接下來省著點用，必然比那些鋪張浪費的人用得更長。如此一來，才能保證其他臟器，如肝、脾、肺、心臟等有足夠的能量去「工作」，人也就不容易衰老。

因此，不管年輕時多麼放縱生活，到了中年都應當好好養腎精、養腎氣。日常起居要保證充足的睡眠，減少房事；飲食方面要注意多進食富含蛋白質、維生素和鈣質的食物，如各種蛋類、乳類、海產品，少吃甜食和動物脂肪；還可根據不同的體質狀況進行適當的運動。儘管中年帶來了「衰老」的跡象，是向老年的過渡，但保養得

當，就能將本來該在40歲出現的腎氣衰弱延長到50歲。

有的中年女子因為腎氣不足，出現腰膝酸軟、冷痛，頭髮早白，頭昏耳鳴，心神不寧，記憶力減退等症狀時，可試試食用核桃仁糖。做法如下：

材料：核桃仁250克，黑芝麻250克，紅糖500克。

做法：先將黑芝麻、核桃仁炒香備用。將紅糖溶化後煮沸，再用文火熬至黏稠狀，然後加入核桃仁和黑芝麻，攪拌均勻。在瓷盤中塗上一層薄薄的食用油，把攪拌好的材料倒入盤中攤平。待晾涼後切成小塊，裝瓶備用。每次吃3塊，每日早晚各食1次。

功效：適用於腎陽不足引起的心神不寧、記憶力減退等。

核桃具有較強的溫補腎陽功能，尤其適合腎陽虛的人食用。一般人食用不宜太多，控制在每天五六個即可。核桃的火氣大，含油脂多，吃多了容易出現上火和噁心症狀。

更年期 Q&A

Q：腎陽虛和腎陰虛如何區別？

A：腎陰虛是指陰液虧損，多出現臉發紅、手足心熱、腰膝酸軟、頭暈耳鳴、口乾舌燥、皮膚瘙癢、便秘等症狀；腎陽虛是陽氣缺損，多出現怕冷、四肢冰冷、面色蒼白、腰膝酸軟、腹瀉、閉經、不孕等症狀。

四物湯，補肝養血驅趕亞更年期

元代名醫朱丹溪在《局方發揮》中說：「婦人以血為本，血屬

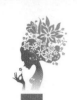

陰，易於虧欠，非善調攝者不能保全也。」女性從來月經那天開始，就面臨著血液虧損、陰精耗減的問題。在生育時更是如此，孩子在母親的腹中完全是依靠母親的血液餵養大的，整個孕期就是一個耗血失陰的過程，而隨著年齡增長，女人血虛的狀況愈加明顯。亞更年期之所以會出現，與肝血不足有很大的關係，所以補肝血是亞更年期女性的一門重要課程。

女性補血，中藥店裡有幾味藥是專門為她們準備的，將白芍、川芎、當歸、熟地這四種中藥一起熬煮，就是有著一千多年歷史、中醫界稱之為「婦科養血第一方」的「四物湯」。

四物湯，出自宋朝《太平惠民和劑局方》，方中熟地能滋陰養血，補腎填精，為本方主藥；當歸性味甘潤而溫，可補血活血；川芎辛溫，有活血通經、行氣導滯之功；白芍酸辛，能補肝之體。四味藥相結合，有陰有陽，剛柔相濟，補中有行，行中有補，補而不滯，是補血活血的良方。本方組成如下：

材料：熟地12克，當歸10克，川芎8克，白芍12克。

做法：水煎服。一劑煎3次，早、午、晚空腹時服。

功效：補血調血。

更年期 Q&A

Q：四物湯在什麼時候喝比較好？

A：因為四物湯中有當歸，因此在經期不要隨便喝，應該在經期結束或者經期到來之前喝！另外，感覺身體比較累，比較虛弱，壓力較大的時候，可以用四物湯來進行調理。從季節來講，秋季喝四物湯更容易達到氣血雙補的目的。

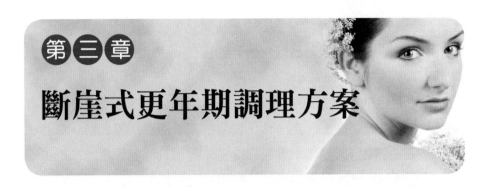

第三章

斷崖式更年期調理方案

🌸 什麼是斷崖式更年期？

斷崖式更年期，說簡單一點，就是迅猛地進展到更年期。

我經常用樓梯運動來形容女性的健康狀況。通常，在28歲之前，女性的健康是在爬樓梯，《黃帝內經》中說「女子……四七，筋骨堅，髮長極，身體盛壯」，在28歲，女性的身體發育完全，達到了巔峰。在巔峰之後就開始下樓梯了，《黃帝內經》裡又說道：「女子……五七，陽明脈衰，面始焦，髮始墮。」在35歲，足陽明胃經開始衰弱，面色發黃，開始掉頭髮。雖然已經在走下坡路了，但這個時候樓梯下得還很緩慢，可以說是一級一級的下，到了更年期，下樓梯的速度開始加快了，有時兩級，有時三級，而前面說的斷崖式更年期，指的是一下子往下跳了二十級、三十級，女性迅速衰老，健康迅速惡化，同時還伴隨著大病重病。

當然，需要說明的是，斷崖式更年期並不是女性必經之路，大多數斷崖式更年期都是女性自己「作」出來的問題。

單女士年輕時身體很好，幾乎從沒去過醫院，有個小毛病忍一忍就過了，即使稍微嚴重一點，自己買一點成藥吃一吃就解決了。這

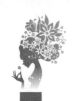

樣一直到48歲，她的身體開始出現一些狀況，比如潮熱出汗、頭暈耳鳴、腰膝酸軟等，她認為應該是更年期到了，所以並不十分在意，只讓自己平時多注意。

沒想到症狀越來越嚴重，開始情緒煩躁，胸悶氣短，皮膚發麻發癢，好像有螞蟻在上面走一樣，於是在家人的勸說下到醫院做了檢查，結果顯示除了雌激素水準偏低之外，身體其他各項資料都是正常的，醫生準備給她採用激素療法，結果被她拒絕了，她覺得「沒必要花那個冤枉錢」。

單女士本身是個養生愛好者，只不過她用的方法都是道聽塗說來的，沒有多少科學道理。回家以後，她開始試驗從朋友那裡聽來的各種方法，沒想到實行以後身體還真的略有好轉，有些症狀居然消失了，這回單女士更加堅信自己是正確的。後來，她看到很多同齡朋友晚上都跳廣場舞，覺得這個方法能強身健體，於是每天吃完晚飯也跟著人家去跳。

單女士的症狀在兩年之後急劇惡化，有一段時間出現心悸、心慌，但她並沒在意，直到有一天暈倒在廣場上，被救護車送到醫院。到醫院一檢查，高血壓、高血糖、高血脂，各種數據一下子全高了上來，不僅如此，她還有骨質疏鬆和動脈粥樣硬化，如果不是搶救及時，可能就沒命了。

我們從小就聽過諱疾忌醫的故事，其實在現代像單女士這樣的人並不在少數，在問題剛出現時沒有及時而正確的調理，到最後總會來一個總爆發，於是就成了我所說的「斷崖式更年期」。

當然，斷崖式更年期並不代表窮途末路，只要採用正確的方法，還是可以給健康安上一個降落傘，讓它平穩著陸的。

更年期 Q&A

Q：激素療法適用更年期哪些症狀？

A：主要適用於因雌激素缺乏導致的心血管症狀（熱潮紅、盜汗）、陰道炎、尿道炎、骨質疏鬆症和精神、神經症狀（抑鬱、焦慮、情緒低沉）等。

斷崖式更年期易引發惡性腫瘤

斷崖式更年期是女性健康指數大幅度下滑的階段，此時身體免疫力迅速下降，於是各種慢性病也就隨即找上門來了。研究發現，更年期是生殖系統腫瘤的高發年齡段，比較常見的惡性腫瘤有子宮頸癌、乳腺癌、子宮內膜癌等。

1.子宮頸癌：女性更年期一般在50歲左右，而早期子宮頸癌發生的平均年齡在36歲到44歲之間。早期常無特殊症狀，部分病人有白帶增多、不規則出血或後出血現象；晚期可有水樣白帶或粉帶、惡臭、陰道不規則流血及下腹痛。

2.子宮內膜癌：子宮內膜癌的發病率較高，而且比子宮頸癌晚10年，這時對女性的更年期症狀有一定的影響。在一些肥胖、不育、絕經期延遲、患糖尿病和高血壓的婦女中發病比較高。主要症狀是子宮出血，有時有異常白帶，晚期病人可有下腹痛並可觸及腫塊，並易發生轉移。

3.卵巢癌：卵巢癌一般發病年齡為50～60歲，早期表現多為盆腔有腫塊，而且沒有什麼不適，通常在婦科檢查時被觸及。但此類癌腫生長迅速，容易擴散，在短期內可出現腹水、胸水、腹痛，晚期腹部可膨

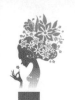

隆，向上壓迫引起呼吸困難和心慌腿腫，也有的表現為絕經後出血。

4.乳腺癌：乳腺癌的發病年齡比卵巢癌早10年，高發年齡在40～60歲，早期無主觀症狀，常在更衣、洗澡時偶爾觸及乳房腫塊，經檢查後發現。有的可在局部皮膚出現橘皮樣異常，有的乳頭有血性分泌物，如不及時治療，易向身體其他部位擴散和轉移。

總之，更年期一般會引發這四種惡性腫瘤，而且發病時間和更年期時間差不多，這時候要注意對更年期的調節，定期去醫院檢查，才能及早發現潛在的癌症。

Q：有什麼方法可以及早發現癌症？

A：首先，平時要留意身體不正常的信號，比如已經絕經卻發現陰道出血，卵巢已經萎縮卻出現腫塊等，這些都可能是婦科腫瘤發出的信號，應加以重視，及時到醫院進行檢查。另外，有幾類人屬於婦科腫瘤的高危人群，應特別留意：1.有這類疾病家族史的；2.肥胖人群、高血壓患者、高血脂患者更易患子宮內膜癌；3.慢性宮頸炎患者、早婚早育者更易患宮頸癌。總之，定期進行婦科檢查是降低腫瘤發病最簡單的辦法，處於更年期的女性一旦發現陰道出血、白帶增多、腹部發脹、食欲下降等情況，建議都去醫院做個篩查。

憂鬱症，斷崖式更年期的導火線

由於心理學及醫學的發展，使人們對憂鬱症越來越熟知。然而，大多數人對憂鬱症還是存在一些錯誤理解，認為它是一種單純的神經

性疾病，最壞的結果就是導致患者自殺。

事實上，憂鬱症在伴隨情感低落、興趣減退、思維遲緩以及言語動作減少等心理障礙的同時，還包括各種生理上的不適，乃至各種疾病帶來的痛苦。臨床研究發現，女性更年期是憂鬱症的高發期，而造成此現象出現的有生理和心理兩方面的原因。

首先是生理變化。女性進入更年期後，卵巢開始萎縮，絕經後雌激素分泌銳減，就會容易出現煩躁、易激動、潮熱等更年期綜合症的症狀，這令當事人感到各種身體不適、焦急不安，反復下去就易發生憂鬱症。

其次，生活封閉。一些女性進入更年期後，覺得自己老了，甚至會有自卑的心理，從而不願主動參加社會活動，整天閉門自思、悶悶不樂。當遇到如遷離久居之處，到陌生的新環境隨兒女新家庭一起生活或喪偶獨自生活時，往往不能很好地適應，久而久之便可能產生更年期憂鬱症。

再次，不能承受巨大的工作和家庭壓力。更年期女性大多臨近或已面對退休的威脅，心理存在多種顧慮和壓力；也有的以往在職場是重要幹部，退休後覺得無事可做，因此出現孤獨感，進而產生抑鬱。

無論是什麼原因造成的更年期憂鬱症，都不能不加以重視，它會引起患者自殺暫且不說，憂鬱症還可能是斷崖式更年期的導火線。因為身體上的不適造成心理上的抑鬱，而心理上的抑鬱也會反過來加速健康狀況衰頹。一個對人生、對世界已經沒有了信心的人，身體必定會做出相應的回饋。

對於更年期憂鬱症的治療方法有很多，在我看來，與人溝通交流（我稱其為「話療」）是最有效的早期應對方式，因為人不能總是將自己孤立起來，更不能一味地壓抑，要知道很多慢性病，如近年來多

發的腦血管病，都不能排除這些因素的刺激，所以讓患者自己傾訴是最好的排「毒」方式。

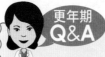

Q：更年期憂鬱症具體有哪些表現？

A：一般生理性的軀體變化表現常在精神症狀之前出現，往往隨著病情發展而加重，經過治療後這些軀體症狀會比精神症狀早消失。比如，月經變化、睡眠障礙、經常性的便秘、眩暈、乏力、心悸、胸悶、四肢麻木、發冷或發熱、血壓脈搏不穩等。女性更年期憂鬱症的精神症狀通常根據病情的逐步加重而加重，起病時，通常病人表現為情緒低落、鬱鬱寡歡、焦慮不安、過分擔心發生意外，以悲觀消極的心情回憶往事，對比現在，憂慮將來。情緒沮喪、思維遲緩、反應遲鈍，自感精力不足、做事力不從心、對平常喜歡的事提不起興趣，特別是易疲勞，休息後也不能緩解，病情嚴重的患者會感覺周圍的人都在議論她，甚至有人要害她。

帶脈，更年期女性斷崖時的降落傘

說到更年期女性保健，自然離不開帶脈。帶脈是人體奇經八脈之一，也是人體唯一橫向走的經脈，它跟腰帶一樣，圍腰一周，約束其餘縱行的經脈。在我看來，古人之所以取「帶脈」為名，除了像帶子一樣纏在腰間，還因為它和婦科經帶的關係密切，用現代的話說，就是專管調理月經及婦科各器官功能的重要經絡。

帶脈最重要的一個功能就是防治帶下病，保護女性生殖系統健

康。女性青春期後，由於激素的原因，會分泌白帶滋潤陰道。通常生理性白帶是比較透明的，沒什麼異味，稍微有一點白顏色，而且不至於沾濕內褲，也沒有癢或者不適的感覺。當女性進入更年期，很容易出現一些婦科炎症，如盆腔炎、宮頸炎、附件炎、子宮內膜炎等，就會出現病理性白帶，也就是中醫講的「帶下病」。從某種程度來說，大部分婦科炎症實際上都可以歸入帶下病，只不過不同的病因會出現不同的白帶異常。臨床上常見的白帶異常有：白帶增多、無色透明黏性白帶、白色或灰黃色泡沫狀白帶、凝乳狀白帶、水樣白帶等。

患有白帶異常的更年期女性，生活品質嚴重受損，不僅性生活無法進行，而且還要飽受陰道癢、痛的折磨。更重要的是，白帶異常其實是女性身體發出的一個求救信號，這時候敲一敲帶脈，調動帶脈的能量，增強其約束力，不僅能將這些症狀有效緩解，甚至徹底解除一些重要疾病的源頭。

從這個角度來說，帶脈確實是「斷崖式更年期女性的降落傘」。敲帶脈實際上很簡單，每天晚上臨睡前，握空心拳，沿著帶脈的行走方向敲打，用力適中，肥胖者可力度大一些，敲100～300次即可，沒有什麼嚴格要求，關鍵要能持之以恆。

有些人白帶異常，除了帶脈失約之外，還有可能是任脈受損。因此，建議大家在敲帶脈之後按摩關元穴3～5分鐘。這是一個很好的輔助方法，配合敲帶脈，除了防治白帶異常之外，還可以幫助減肥、控制食欲、治療便秘。

實際上，上面所說只是防治帶下病一個基本調養方法，如果對於不同病症加以靈活運用，效果可能會更好。下面就給大家簡單介紹幾種：

1.白帶過多：帶下量多，綿綿不絕，顏色偏白或淡黃，質地比較

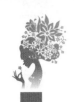

稀，沒有臭味；另外，伴有雙腳水腫，食欲不佳，大便偏稀。這屬於中醫當中的「脾陽虛」。對於這種狀況，除了刺激帶脈穴（帶脈上有三個穴位，帶脈穴是其中之一，另外兩個是五樞穴和維道穴）和關元穴之外，還要補脾俞和足三里，其方法為：每天下午5～7點用艾條灸帶脈，同時隔薑灸關元3分鐘。另外，每天早上7～9點艾灸或按揉兩側脾俞穴和足三里3分鐘。

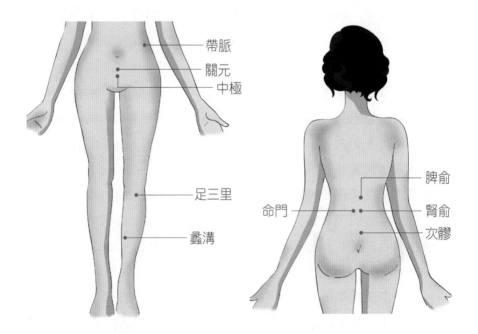

2.水樣帶：白帶量多，清稀如水，淋漓不斷，小腹發涼，有下墜的感覺，腰酸疼，頭暈，耳鳴，夜尿多，大便稀，平時手腳發涼。這屬於腎陽不足，寒濕內盛。每晚艾灸關元、帶脈、命門和腎俞各3分鐘，可以給身體生真火，把這些不適統統消滅。

3.黃帶：帶下量多，顏色發黃，黏稠，有臭味，胸悶心煩，食欲不好，口發苦，嗓子冒火，排尿困難。這是濕熱損傷任、帶兩脈引起

的。堅持按壓任脈，每天從中極按揉到關元5分鐘，再按壓帶脈1分鐘，按揉次髎3分鐘。

4.帶下黃稠異味：陰部瘙癢，灼熱，紅腫脹痛，帶下多，黃稠有臭味，嘴裡發苦，咽乾，頭暈，心煩不寧，大便乾，小便黃。這是肝經濕熱下注引起的。除了敲帶脈之外，每天用2～3根牙籤並在一起點刺蠡溝和中極穴3～5分鐘。

更年期 Q&A

Q：更年期宮頸糜爛可能通過穴位調理來緩解嗎？

A：對於宮頸糜爛，穴位刺激能有一定的輔助作用，但要根據體質來調理。如果平時怕冷，說明體質偏寒，每天艾灸帶脈穴和關元穴3分鐘；如果平時總是心煩口渴，手腳心發熱，說明體質偏熱，按摩這兩個穴位就可以了。當然，這只是作為日常保健，建議大家還是去正規醫院進行具體治療。

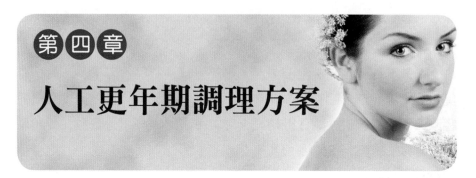

第四章

人工更年期調理方案

🌿 什麼是人工更年期？

　　人工更年期，顧名思義，就是人為地造成更年期提前到來。有些人可能會感到奇怪，更年期還能「人為」控制嗎？確實是有這種狀況，近幾年這種狀況也越來越多見。

　　一般來講，女性由於某些婦科疾病，不得不切除子宮或卵巢，導致雌激素水準降低，從而誘發更年期的一系列症狀，我們稱之為人工更年期。姜女士便是這樣一位人工更年期的患者。

　　她今年41歲，八個月前因子宮肌瘤和卵巢囊腫切除了子宮和雙側卵巢。從四個月前開始，便時常感覺忽冷忽熱，熱時大汗淋漓，冷時又渾身發抖。一天發生十幾次，並有體重下降、失眠，多夢、煩躁不安、消沉抑鬱、焦慮、恐懼、口乾、眼睛乾澀、便秘等現象。同時，她的血壓不穩定，脈搏正常，感覺身體無力，失眠，焦慮不安，食欲還好。

　　姜女士曾到多家醫院檢查，有的醫院說是自主神經紊亂，有說是更年期綜合症，而我認為姜女士符合更年期綜合症，因為她切除了雙側卵巢，沒有了女性激素的來源，四個月後體內儲存的女性激素代謝完了，沒有新的激素補充進來，所以便發生了斷崖式激素水準下降，

導致更年期提前。

　　一般來講，人工式更年期常是伴隨著重大疾病，所以人工式更年期大多是斷崖式的，但斷崖式更年期未必一定是進行器官切除手術後造成的。對於人工式更年期，最好是在手術之後便立即著手進行保健調理，不要等到激素用完，出現更年期症狀了再來。另外，卵巢切除導致沒有內源激素補充，所以必須長期依靠外援性激素補充，等增強體質之後，可以想辦法促進內源性雌激素的分泌。

更年期 Q&A

　　Q：我患有巧克力囊腫需要手術治療，請問腹腔鏡和剖腹治療哪個更好一些？

　　A：現在大多數人會選擇腹腔鏡，因為對身體的創傷小，恢復起來也快。不過，相對於剖腹治療，腹腔鏡也有弊端，首先是準確度不夠高，容易傷到其他臟器從而造成粘連，造成後遺症；其次，腹腔鏡會將囊腫絞碎，不容易發現其他問題。當然，具體採用哪種方法，還要根據所在醫院的醫療水準以及你自身的狀況，建議你還是聽取主治醫生的意見。

🌿 人工絕經後，五款藥膳幫你補足雌激素

　　女性到了一定年齡，由於人體分泌雌激素的卵巢功能逐漸降低，導致雌激素減少造成的閉經稱之為自然絕經。由於某些婦女在正常絕經年齡前，子宮或卵巢發生了癌瘤等嚴重疾病，為了挽救生命，不得已手術切除了雙側卵巢（一般都同時切除子宮），有的進行了放射治療，卵巢組織遭到破壞，這些婦女既不能再生育，卵巢亦不再有功

能，稱為人工絕經。

　　不管是自然絕經還是人工絕經，由於雌激素水準下降，均可引起或輕或重的更年期症狀。所以，人工絕經後，補充雌激素非常重要。如果條件允許，可以採用雌激素及孕激素或其他非激素類藥物替代治療，這便可以彌補體內雌激素的不足，減輕症狀，防止生殖器萎縮及過早骨量流失。當然，同時在飲食上加以配合，對健康的恢復也大有好處。以下給大家推薦五款藥膳，希望能幫助補充雌激素，減緩更年期症狀。

1.養血補津粥

　　材料：紅花10克，當歸10克，丹參15克，糯米100克。

　　做法：糯米洗淨，入鍋加適量清水煮粥，至八成熟時，加入紅花、當歸、丹參，至熟即可。

　　做法：每日1次。

　　功效：適合於面色灰暗、虛勞燥咳、心悸、脾虛的陰虛者。

2.滋陰補氣粥

　　材料：豬肘600克，枸杞子18克，人參10克，生薑15克，白糖5克。

　　做法：豬肘洗淨，入鍋燉至熟爛，加入枸杞子、人參、生薑，再燉約10分鐘，最後加少許白糖調味即可。

　　做法：每日1次。

　　功效：適用於氣短、體虛、神經衰弱、目昏不明的陰虛者。

3.益氣養陰粥

　　材料：黃芪20克，山藥10克，黃精20克，白芍10克，大米100克。

　　做法：大米洗淨，加水煮粥，加入黃芪、山藥、黃精、白芍等，煮至熟爛即可。

　　做法：每日1次。

　　功效：適用於身倦、乏力、氣短等，如疲勞綜合症、貧血。

4.養血補陰粥

材料：何首烏20克，肉蓯蓉15克，北沙參15克，桑葉3克，蓮子肉10克，大米100克。

做法：大米洗淨，加適量清水，煮至五成熟時，加入何首烏、肉蓯蓉、北沙參、桑葉、蓮子肉，至熟即可。

做法：每日1次。

功效：適用於面色蒼白、舌質淡紅、脈細無力、手足麻痛、心煩易怒、月經不調者。

5.七寶粥

材料：紅豆50粒，黑豆64粒，黃豆56粒，蓮子21粒，紅棗24枚，核桃仁8個。

做法：先將紅豆、黑豆、黃豆煮沸15分鐘後再入蓮子、核桃，再煮沸10分鐘，最後加入紅棗。

做法：1日3次。

功效：強腎、健脾。

更年期
Q&A

Q：人工絕經後是否還需要運動，如果需要，適合什麼樣的運動？

A：手術康復之後當然還是要保持一定的運動，這樣有助於增加身體活力。建議選擇舒緩一些的運動方式，比如散步、騎車等，運動量可隨著身體的恢復逐漸增強，根據自身情況，如果允許還可以游泳、打羽毛球。不建議做更劇烈的運動，尤其不能讓身體感到疲勞，一旦出現這種狀況應當停下來休息一下，或者第二天再運動。

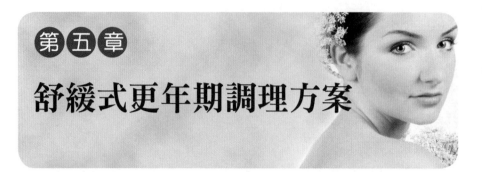

第五章

舒緩式更年期調理方案

舒緩式更年期相當於平和體質

中醫常說的九種體質中有一種叫作平和體質，其表現為：面色、膚色潤澤，頭髮稠密有光澤，目光有神，鼻色明潤，嗅覺通利，味覺正常，唇色紅潤，精力充沛，不易疲勞，耐受寒熱，睡眠安和，胃口良好，兩便正常，舌色淡紅，苔薄白，脈和有神。

除了平和體質，其他八種體質都是病理性的！一般來講，平和體質產生的原因主要是先天稟賦良好，後天調養得當。其實，在更年期各種類型當中，也有一種類似於平和體質，我稱之為「舒緩式更年期」。

前面講過，每個人的更年期狀況都不一樣，有的反應劇烈，健康狀況迅速惡化，身體器官包括外在容貌快速衰老，也有人在整個更年期過程中，幾乎沒有什麼異常反應，順順利利就過渡到老年期了，此即是「舒緩式更年期」。

有人問我，這是不是就跟妊娠反應一樣，有的人反應劇烈，不停地噁心嘔吐，而有的人一點感覺都沒有。其實，更年期和妊娠還不太一樣，妊娠反應強弱主要取決於個人體質，跟自身努力沒太大關係，但更年期卻是可以通過自身的有效調理而成為「舒緩式更年期」的。

有一位90多歲的老教授，到現在依然耳不聾眼不花，說話中氣十足，甚至頭髮還有將近一半是自然的黑色。根據這位老教授所說，她對更年期幾乎沒什麼感覺，唯一的印象是52歲那年經期有一些不穩定，時來時不來，身體並沒有什麼不舒服，直到後來幾個月沒有來了，才猛然想到自己應該是停經了！

　　我以為老教授是年輕時健康底子打得好，但她說她年輕時工作壓力非常大，平時小病不斷，42歲那年還因為身體出狀況，動刀把一側的卵巢切除了。

　　聽了老教授的話我大吃一驚，覺得簡直不可思議。後來，我經過詳細詢問才瞭解，原來她在動完手術之後猛然覺醒，知道身體再這樣下去是不行的，於是找了中醫給她做身體調理。她嚴格按照醫師開出的系統調理方法進行調養，終於讓身體回到了健康的軌道。

　　值得大家注意的是，我所說的舒緩式更年期並不等同於平和體質在女性更年期時的表現。臨床研究發現，平和體質約占人群比例的1/3，男性多於女性，而且年齡越大，平和體質的人就越少。所以，女性在更年期仍保持平和體質是很困難的。更年期無論如何是女性一個快速衰老的時期，健康狀況必然呈一個下行的趨勢，而舒緩式只是下行的速度沒那麼快，身體仍然可處於一個基本平衡，所以更年期症狀不是那麼明顯，甚至是沒有。

更年期 Q&A

　　Q：請問，過了45歲並沒有出現更年期症狀，是否就表明是舒緩式更年期？

　　A：並不能這樣說，舒緩式更年期只是一個更年期健康的標準，等更年期結束之後，步入老年期，你回頭看如果沒

有特別的健康狀況，可以說你的整個更年期階段是舒緩式更年期。而到了更年期年齡，沒有出現更年期症狀，或者是症狀較輕，並不意味著在接下來的時間裡這種狀態會一直持續下去，所以大家還是要密切關注自己的健康狀況，做好健康調養。

保持子宮溫暖，讓更年期平穩度過

女性對「宮寒」這個名詞可能不陌生，「宮寒」是中醫學上的一個概念，白話說就是「子宮寒冷」。子宮寒冷並不是說子宮腔內的溫度低，而是指子宮及其相關功能呈一種嚴重低下的狀態，猶如天空中沒有了太陽。

寒暖是女性身體根基的指標。子宮溫暖，體內氣血運行通暢，按時盈虧，經期如常。如果子宮受寒邪困擾，血氣遇寒就會凝結，身體的形貌不能保持，繁衍後代更無從談起。

子宮是女人身體裡最怕冷的地方，除了會導致不孕不育，身體的表現可能首先是痛經，然後是臉上的黃褐斑和經期延遲，接下來性欲也會降低。對於更年期女性來說，宮寒也是一件很可怕的事情，它是多種更年期綜合症的根源。因此，可以說保持子宮溫暖是擁有舒緩式更年期的一個先決條件。

造成「宮寒」的原因很多。一方面與體質有關，如平日就怕冷、手腳容易發涼的女性，由於體內陽氣不足，就易出現「宮寒」。另一方面也與不良的生活習慣關係密切，如有些女性特別愛吃冷飲、冬天也著裝單薄等。

對於更年期「宮寒」的女性，最好的方法就是在生活中加以調理，注意改變自己的不良生活習慣，避免吃生冷食物，少吃白菜、白

蘿蔔等虛寒性的食物。以下提供一些暖宮的方法：

1.多吃補氣暖身的食物：如核桃、棗、花生，讓先天的不足由後天的高能量來補足，不用擔心上火，宮寒體質屬於火氣不足，不容易出現火大體熱的症狀。

2.用鮑魚滋補：中醫認為鮑魚滋補清熱，可以滋陰養顏、清肝明目，是女性最好的補品。過去太醫院進貢給皇后妃嬪們的中藥丸，調和時不像現在使用蜂蜜，而是用鮑魚汁。所以宮寒女性應該經常給自己做些鮑魚食物。

3.宮廷暖宮羹：這道食物可以溫暖下身的元陽之氣，經常作為清代後宮嬪妃每月必食的藥膳。材料為鹿茸粉0.5克、冬蟲夏草1根、雞蛋1枚、食鹽少許，一起隔水蒸成蛋羹即可食用。長期吃可以調理子宮的寒氣，比服藥效果更好。

4.健走：寒性體質者偏於安靜沉穩，運動過多容易感覺疲勞。其實「動則生陽」，這類人特別需要通過運動來改善體質。快步走是最簡便的辦法，步行，尤其是在卵石路上行走，能刺激足底的經絡和穴位，可以疏通經脈、調暢氣血、改善血液循環，使全身溫暖。

5.艾條溫灸：這是要到醫院進行的方法。中醫師一般選取兩個穴位：肚臍正中直下1.5寸處的氣海穴、肚臍正中直下3寸處的關元穴。用艾條每日燻烤30分鐘，長期堅持就可以有效。

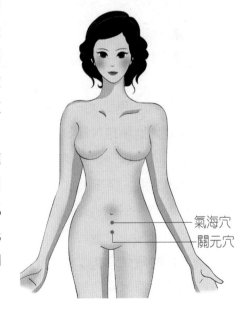

氣海穴
關元穴

6.用豆袋溫暖子宮：準備500克黃豆，放入布口袋中，把裝有黃豆的布口袋放入微波爐中，調到中間溫度，加熱3～4分鐘即可，然後用溫熱的豆袋隨時從腰部後面到骨盆方向捂，傳送給子宮溫暖。

更年期 Q&A

> **Q**：如何判斷是不是有宮寒的問題？
>
> **A**：宮寒的女性通常會有這些症狀。1.宮寒的典型症狀是手腳冰涼，這是身體陽氣虛衰，氣血運行不暢所致，特別在入秋後，哪怕是不停地喝熱水，穿再多的衣服也不感覺暖和；2.因為宮寒容易導致氣血凝結，表現在面部就是出現黃褐斑、黑眼圈；3.因為子宮熱量不足，為了維護自身生理機能，脂肪就充當起「護宮使者」，子宮越冷身體就越需要囤積脂肪，從而引起發胖。此外，腰酸、氣色差、尿頻遺尿、性欲冷淡等也是宮寒的徵兆。

循經拍打一分鐘，從頭到腳都年輕

「拍打」是人們自我解除疲勞和疼痛的一種簡單方法，它不僅可以促進氣血循環、疏通經絡、調節臟腑、放鬆肌肉、緩解疼痛、強壯筋骨，還可以使瘀滯得到疏散、虛弱得到補益，有助於清除體內垃圾，排除毒素、調暢氣血。

通過雙手沿著經絡的循行方向，從頭到腳全身拍打一遍，立刻會覺得氣血通暢、全身輕鬆。如果在每次練習健身氣功結束後全身拍打一遍，非常有利於收功，並可有事半功倍的效果。

拍打這種保健功法不僅操作簡單，而且容易堅持，大約只需要1分

鐘就能搞定，不信你試一試。循經拍打具體方法：

　　站立或者坐著，用兩手輕輕拍打自己的身體。

　　兩手拍面部8拍→頭部8拍→脖子+後背8拍→腰部8拍→臀部加兩大腿外側8拍→兩小腿外側8拍→兩小腿內側8拍→兩大腿內側8拍→腹部8拍→胸部8拍→右手拍左上臂內側8拍→右手拍左前臂內側8拍→右手拍左前臂外側8拍→右手拍左上臂外側8拍→左手拍右上臂內側8拍→左手拍右前臂內側8拍→左手拍右前臂外側8拍→兩手拍胸部8拍→腹部8拍。

　　循經拍打動作要領：

　　1.拍打時兩手儘量放鬆，運用腕力，用力要適中。

　　2.拍打要按照上述的順序進行，不應自己隨便拍打。

　　3.隨時隨地皆可練習，如果在每次練習健身氣功結束之後能夠做一次拍打功，效果尤佳。

　　4.配合舒緩的音樂，拍打時跟著音樂的節奏和韻律進行，效果會更好。

　　循經拍打功，其拍打路線是根據中醫經絡理論中經絡的循行路線和規律而編排。具體拍打路線是足三陽經→足三陰經→手三陰經→手三陽經，形成一個循環。所以，練習時應該按照這個次序和節奏進行。

　　中醫的經絡理論認為，人體的氣血循著特定的路線和規律不斷運行，而這些路線就是經絡。經絡不僅僅是氣血運行的路線，也將身體的各個部分連成一個整體，經絡聯繫著臟腑和人體體表的各種組織、器官。所以，刺激體表穴位、經絡可以作用於身體內部的器官，相反，調理內在臟腑也可改善體表各部的疾病和症狀。從現代醫學的角度來看，適當力度的輕輕拍打可有保健、預防疾病的作用。拍打所產

生的震動可傳導到肌肉深部，舒緩肌肉緊張，從而促進血液循環及增加血管的柔韌性，有利於各種相關疾病的防治。

拍打頭頸部可以通過震動來活躍大腦，有利於使人產生愉快的情緒，精神放鬆。可治療頭痛、頭暈及腦供血不足等，對於更年期女性還有健腦和增強記憶的作用。

人體的胸背部分別有豐富的胸壁神經和脊神經，支配人體運動及心肺功能。拍打胸背可以刺激胸背部皮膚和皮下組織，促使體內血液循環加快，增強內分泌功能和免疫力，可防治各種呼吸道及心血管疾病或減輕症狀，並能一定程度上防止更年期女性肌肉萎縮。

拍打四肢和各個關節，通過震動可以使肌肉、關節得到適度的放鬆，並通過鬆弛肌肉、柔韌血管的作用，防治各種四肢、關節的不適症狀，如酸、痛、沉重、麻木、僵硬、活動不利等。

拍打腰腹部可以防治腰痛、腰酸、腹脹、便秘和消化不良等疾病。

更年期 Q&A

Q：除了拍打之外，是不是還可以拉拉筋，具體方法如何？

A：正所謂「筋長一寸，壽延十年」，更年期女性的確可以用拉筋的方法來強身健體。不過，值得注意的是，年紀大了拉筋要適可而止，幅度和強度都要控制。至於具體方法，可選擇比較舒緩一點的立位拉筋法。

找到一個門框，雙手上舉扶兩邊門框，雙臂儘量伸展開；一腳在前，站弓步，另一腳在後，腿儘量伸直；身體正好在與門框平行，頭直立，雙目向前平視；這種姿勢站立三分鐘，再換一條腿站弓步，也站立三分鐘。

第三篇

制訂一個更年期
健康管理計畫

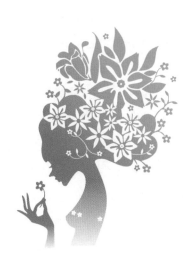

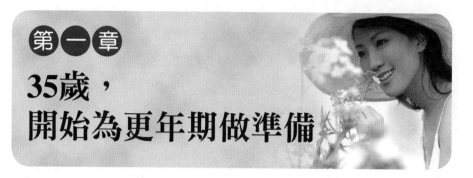

第一章
35歲，開始為更年期做準備

早做準備，更年期就少受罪

「不治已病治未病」是中醫的精髓，它的意義在於能夠在疾病的潛伏期及時發現，並扼殺它的滋長，使人體恢復真正的健康。

「不治已病治未病」這個理論同樣也適用於更年期。當然，更年期是每個女人都會遇到的，不可能通過提前預防就能讓更年期不來，早做準備，目的是預防更年期綜合症，讓你到更年期時少受點罪。

要怎麼準備呢？首先，每天都儘量保持樂觀、愉快的心情，這樣能提高和協調大腦皮層和神經系統的興奮性，使人精神飽滿、精力充沛；其次要有適當的運動，例如慢跑、游泳、騎自行車，最好每天堅持一小時的運動時間；然後，再配合一些健康的飲食就可以了。

有人問，早做準備沒問題，但要早到什麼時候呢？我告訴大家，早到35歲。為什麼是35歲？因為女人的衰老是從35歲開始的。女人到28歲時身體達到最旺盛的時段，之後盛極而衰，到了35歲時，陽明脈衰，也就是胃經衰弱，臉色開始發黃，同時產生脫髮的情況。

事實上，現代醫學也證明了這一點。女人35歲以前卵巢功能達到巔峰期，一過了35歲，卵巢功能急劇下降。雖然這時經期還比較正

常，一般人如果不是早衰也不會出現更年期症狀，但此時就要開始為更年期做準備了。

更年期 Q&A

Q：我現在已經42歲了，此時開始調理是不是已經用處不大了？

A：不是這樣的，更年期調養在任何時候都不算晚，只不過調理的方法不同罷了。35歲有35歲的方法，42歲有42歲的方法，只要您意識到了這個問題，採用合理的、科學的方法，都是可以調回來的。

🌿 養護卵巢，就是在為更年期買保險

造成更年期的根本原因就是卵巢功能喪失，女性身體雌激素降低。因此，養護卵巢無疑是為更年期做準備的第一步，也是最關鍵的一步。那麼，卵巢應該怎麼養護呢？以下幾個小方法給大家參考：

1.飲食保養：《本草綱目》裡記載了很多食物，如胡蘿蔔、牛奶、魚、蝦、大豆、紅豆、黑豆等，都可為卵巢提供充足的營養物質。研究發現，每週吃2～3次魚、蝦的婦女，絕經年齡較晚；常年堅持喝牛奶的婦女，喝牛奶量較多、堅持時間越長，更年期來得越晚。

2.拒絕久坐，不穿緊身內衣：現在很多女性都是上班坐著、回家躺著，運動的時間很少，殊不知，這樣很容易使卵巢功能衰退。坐得太久，血都瘀積在小腹部位，老是不流動的腐血積壓在盆腔，就會引發炎症，炎症上湧，臉上就會長斑，就算不至於發炎，不暢通的血堵在皮膚的毛細血管裡，也會讓膚色顯得暗沉。此外，要少穿塑身內

衣，否則會導致卵巢發育受限，使卵巢受傷。

3.按摩保養：選定膝關節上的血海穴、踝關節上的三陰交穴，踝關節旁邊的複溜、照海穴，足底的湧泉穴，下腹部的關元、氣海、神闕等穴位，自己用食指在這些穴位上點按，每天2～3次，每次10～20分鐘，可改善女性內分泌和生殖系統功能，有益於卵巢保養。

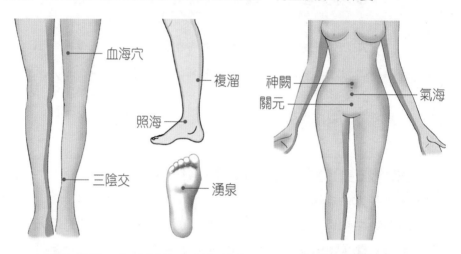

4.早生早育：女性最佳生育年齡在23～30歲，這時候生育不僅孩子健康，對女性也很有幫助。研究發現，第一次懷孕時年齡越大，絕經就越早。另外，選擇母乳餵養對卵巢也有好處，通常女人哺乳時間越長，絕經的時間越晚。當然，從孩子營養的角度來說，哺乳時間最好別超過一歲。現代女性因為工作的關係，結婚生子的事推得越晚越好，30多歲才生第一胎的大有人在，而且生完孩子後拒絕母乳餵養的人也很多，這都是造成卵巢早衰的原因。

更年期 Q&A

Q：我知道久坐對卵巢傷害很大，可是我工作必須每天坐在辦公室，該怎麼辦？

A：方法有很多種，比如坐公車上下班時提前兩站下車步行，上樓時不乘電梯走樓梯，工作間隙站起來伸伸懶腰，趁上廁所時多走兩步。別看這些方法小，但是很有效，不過前提是要持之以恆，如果只有三分鐘熱度，那是沒用的。

子宮為嬌臟，需要無微不至的關愛

男人有五臟六腑，女人卻有六臟六腑，多出來的這一臟器就是子宮。儘管子宮作為孕育生命的搖籃，對女人來說是如此重要，但它實際上是非常脆弱的。據統計，與子宮有關的疾病竟占婦科病的1/2，即每兩位婦科病人中就有一人的子宮有問題。所以，保養子宮對女性健康的重要性絕對不亞於卵巢。同樣，子宮保養也要趁年輕，具體怎麼保養呢？建議從以下幾個方面著手：

1.保暖：女人的很多陰道及宮頸疾病都是由於受寒導致的，特別是下半身的寒涼會直接導致女性宮寒，不僅造成手腳冰涼、痛經，還會引起性欲淡薄。而宮寒造成的瘀血，也會導致白帶增多，陰道內衛生環境下降，從而引發盆腔炎、子宮內膜異位症等。

2.保持下半身血液循環暢通：塑身衣和太緊的褲子會讓下半身血液循環不暢，也不利於女性私處的乾爽和透氣，而私處濕氣太大，則容易導致真菌性陰道炎。

3.適度性生活，注意房事衛生：適度的性生活能適當滋潤陰道，

可以看作是給私處最好的SPA，不過一定要注意房事衛生。女性的外生殖器黏膜外都有皺褶，很容易滋生細菌。每次房事，女子陰道分泌的黏液都會粘在外生殖器上，陰道口的汙物還會被帶入陰道內，引起炎症。因此房事前後男女雙方都應該清洗外生殖器，這是防止生殖道炎症，阻斷各種傳染病的重要措施之一。女性清洗外陰要注意大小陰唇間、陰道前庭部，陰道內不需要清洗。

房事前後還應各排尿一次。房事前排尿可防止膨脹的膀胱受壓帶來不適，影響性生活品質；房事後排尿可讓尿液沖洗尿道口，把少量的細菌沖刷掉，預防尿路感染。女性因尿道比較短，一旦感染，容易上行引起腎盂腎炎。

4.健康飲食：女人在飲食上要當個「雜食動物」，每天4種以上水果和蔬菜，每星期吃兩次魚，另外在早餐時攝取各類穀物和乳製品，適當補充纖維素、葉酸、維生素C和維生素E。

最後要注意，保養子宮一定要避免做人工流產，因為它對子宮的傷害太大了。

貼心叮嚀

子宮出現疾病一般會在身體上「傳達」一些特殊的信號。如果伴有下腹或腰背痛的月經量多、出血時間延長或不規則出血，提示發生子宮肌瘤；如果大小便困難，當大笑、咳嗽、腰背痛時出現尿外溢，可能提示有子宮脫垂；如果月經周期間出血或者絕經後出血，這些症狀有時提示為子宮癌；如果慢性、不正常的絕經前出血，被稱為功能失調性子宮出血；如果下腹急性或慢性疼痛，有子宮肌瘤或者另外嚴重的盆腔疾病，如急性盆腔炎或子宮

內膜異位症，應立即去看醫生；如果月經量過多，導致貧血，這也可能是子宮肌瘤、功能失調性子宮出血、子宮癌或其他子宮疾病的症狀。

🌿 女子以肝為先天，養肝最當先

對男人來說，臟器中最重要的是腎，而女人最重要的則是肝。女人屬陰，心事較多，肝氣容易鬱結，如果氣機不暢就會直接影響到脾的運化和沖任功能，引發帶下病及其他婦科病。

此外，肝藏血，血養筋，故筋是肝的精氣所聚。若肝血充足，則筋脈得以滋養，筋健力強，四肢關節靈活、屈伸自如，就會給人以健美之感；若肝血不足，筋失所養，輕則關節屈伸不利，重則四肢麻木、筋脈拘急，甚至手足抽搐震顫、角弓反張等，自然有失健美。所以女人一定要養護好肝，這樣才能讓自己時刻保持美麗的面容，優雅的姿態，健康的身心。具體方法如下：

1.顧好肝經，讓肝氣暢通：凌晨1～3點是肝經氣血最旺的時候，這時候人體的陰氣下降，陽氣上升，所以應該安靜地休息。另外，按摩肝經上的太沖穴可以養肝氣，那些平時容易發火著急，脾氣比較暴躁的女性尤其要重視這個穴位，每天用手指按摩太沖穴2分鐘，至明顯酸脹感即可，持續一個月就能感覺到明顯的好轉。

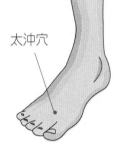

太沖穴

另外，也可用手掌直接按摩肝臟或兩肋部位，力度要較大，可以打圈的方式進行。每次10分鐘，每週3次。可以疏肝解鬱，行氣活血，對於因情志不舒和肝氣鬱結所造成的斑點極為有效。

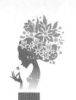

2.飲食養肝：養肝的食物有蛋類、瘦肉、魚類、豆製品、牛奶等，它們不但能保持肝臟所需的營養，還能減少有毒物質對肝臟的損傷，幫助肝細胞再生和修復。春季養肝宜多吃一些溫補陽氣的食物，如蔥、蒜、韭菜；菠菜能舒肝養血，宜常吃；大棗性平味甘，養肝健脾，春天可常吃、多吃。

3.注重精神調攝：要想肝氣暢通首先必須重視精神調養，注意心理衛生。如果思慮過度，日夜憂愁不解，會影響肝臟的疏泄功能，進而影響其他臟腑的生理功能，導致疾病滋生。例如，春季精神病的發病率明顯高於其他季節，原有肝病及高血壓的患者在春季會加重或復發。所以，春季尤應重視精神調攝，切忌憤然惱怒。

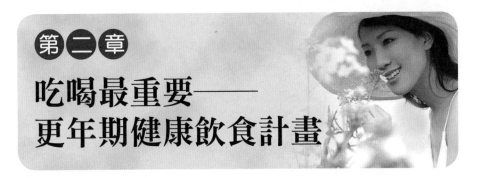

第二章
吃喝最重要──
更年期健康飲食計畫

🌿 吃喝都要根據體質而不同

中醫將人的體質基本分為九種：平和體質、氣虛體質、陽虛體質、陰虛體質、痰濕體質、濕熱體質、血瘀體質、氣鬱體質、特稟體質，更年期女性自然也遵循這九種體質的普遍規律，因此在飲食調理上首先要依自己的體質特點，否則本來您的身體就已經營養過剩了還去大補，結果必然適得其反、雪上加霜。

經過多年臨床經驗，我歸納了更年期女性體質養生的一些原則，供大家參考：

1.氣虛體質： 女性更年期突然變胖的人很多，通常人一胖就會導致氣虛。所以，氣虛的人就一定要遠離肥甘厚膩的食物，少吃精細加工的食物，這些食物雖然香味濃郁，色香誘人，但氣虛的人吃了之後會越來越胖，而且還容易上火，引發像是咽喉痛、口苦、尿黃、大便乾結、口鼻熱氣等。這種情況下，飲食一定要清淡，最好吃一些甘溫補氣的食物，如粳米、糯米、小米等穀物都有養胃氣的功效；山藥、蓮子、黃豆、薏仁、胡蘿蔔、香菇、雞肉、牛肉等食物也有補氣、健脾胃的功效；人參、黨參、黃耆、白扁豆等中藥也具有補氣的功效，用這些中

藥和具有補氣的食物做成藥膳，常吃可以促使身體正氣的生長。

2.陽虛體質：中醫認為，脾胃消化食物靠的是脾胃陽氣，而冰凍寒涼最傷脾敗胃，傷害陽氣。寒涼食物還會影響血液流通，血脈不通，瘀血就會出現。飲食冰凍寒涼者，尤其女性，較多為陽虛體質。此種體質的人應多吃有補陽作用的食品，如羊肉、雞肉，根據「春夏養陽」的法則，夏日三伏，每伏可食羊肉附子湯一次，配合天地陽旺之時，以壯人體之陽。

3.陰虛體質：這種體質關鍵在補陰，而五臟之中，肝藏血，腎藏精，同居下焦，所以，以滋養肝腎二臟為要。在飲食上，應保陰潛陽，宜清淡，遠肥膩厚味、燥烈之品；可多吃些芝麻、糯米、蜂蜜、乳品、甘蔗、魚類等清淡食物，對於蔥、薑、蒜、韭、薤、椒等辛味之品則應少吃。

4.痰濕體質：這種體質的人一定要少食肥甘厚味，酒類也不宜多飲，且勿過飽。多吃些蔬菜、水果，尤其是具有健脾利濕、化痰祛痰的食物更應多食，如白蘿蔔、荸薺、紫菜、海蜇、洋蔥、枇杷、白果、大棗、扁豆、薏苡仁、紅小豆、蠶豆等。

5.濕熱體質：這類體質者要少吃甜食、辛辣刺激的食物，少喝酒。比較適合他們的食物，如綠豆、苦瓜、絲瓜、芹菜、薺菜、芥藍、竹筍、紫菜、海帶、四季豆、赤小豆、薏仁、西瓜、兔肉、鴨肉、田螺等；不宜食用麥冬、燕窩、銀耳、阿膠、蜂蜜、麥芽糖等滋補食物。

6.血瘀體質：這類體質的人可常吃桃仁、油菜、慈姑、黑大豆等具有活血祛瘀作用的食物，酒可少量常飲，醋可多吃。山楂粥、花生粥可以多吃。煲湯時可適當加些活血養血的中藥，如地黃、丹參、川芎、當歸、五加皮、地榆、續斷、茺蔚子等。

7.氣鬱體質：女性因為性格的關係，氣鬱體質的比較多，抑鬱是更

年期較為常見的症狀。這種人在平時可少量飲酒，以活動血脈，提高情緒。多食一些能行氣的食物，如佛手、柳丁、柑皮、蕎麥、韭菜、茴香菜、大蒜、火腿、刀豆、香櫞等。

8.特稟體質：這類體質者主要是身體過敏，儘早發現過敏源，並加以規避。

9.平和體質：這類人身體很健康，保持一日三餐正常的飲食習慣就好了。

貼心叮嚀

九種體質各有其特徵，依據以下描述可以進行辨別：

●**平和體質**：面色、膚色潤澤，頭髮稠密有光澤，目光有神，鼻色明潤，嗅覺通利，唇色紅潤，不易疲勞，精力充沛，耐受寒熱，睡眠良好，胃納佳，二便正常，舌色淡紅，苔薄白，脈和緩有力。

●**氣虛體質**：平素語音低弱，氣短懶言，容易疲乏，精神不振，易出汗，舌淡紅，舌邊有齒痕，脈弱。

●**陽虛體質**：平素畏冷，手足不溫，喜熱飲食，精神不振，舌淡胖嫩，脈沉遲。

●**陰虛體質**：手足心熱，口燥咽乾，鼻微乾，喜冷飲，大便乾燥，舌紅少津，脈細數。

●**痰濕體質**：面部皮膚油脂較多，多汗且黏，胸悶，痰多，口黏膩或甜，喜食肥甘甜黏，苔膩，脈滑。

●**濕熱體質**：面垢油光，易生痤瘡，口苦口乾，身重困倦，大便黏滯不暢或燥結，小便短黃，男性易陰囊潮濕，女性易帶下增多，舌質偏紅，苔黃膩，脈滑數。

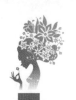

●血瘀體質：膚色晦暗，色素沉著，容易出現瘀斑，口唇黯淡，舌暗或有瘀點，舌下絡脈紫暗或增粗，脈澀。

●氣鬱體質：神情抑鬱，情感脆弱，煩悶不樂，舌淡紅，苔薄白，脈弦。

●特稟體質：常見哮喘、風團、咽癢、鼻塞、噴嚏等；患遺傳性疾病者有垂直遺傳、先天性、家族性特徵；患胎傳性疾病者具有母體影響胎兒個體生長發育及相關疾病特徵。

更年期 Q&A

Q：我是氣鬱體質，不愛和人說話，經常一個人生悶氣，請問有什麼方法可以解決？

A：可以試試指壓肩外俞和手三里。肩外俞位於背部第一胸椎和第二胸椎突起中間向左右各4指處，指壓此處能夠行氣化鬱，使體內血液流暢，如果有耳鳴，也可以一併調治。指壓時要保持深吸氣狀態，用手刀劈。劈的同時由口、鼻吐氣，如此重複20次。手三里位於手肘彎曲處向前3指，要領同前，重複10次，指壓此處有安神的功效。指壓上述兩穴時，最好先將手搓熱。

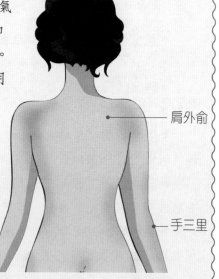

肩外俞

手三里

🌿 一日三餐飲食方案——「3+2+1」

　　一日三餐是人類經過幾千年生存經驗總結出來的，是最符合人體生理需要的飲食結構，那麼，這一日三餐該怎麼吃呢？有一種說法認為，按食量分配，早、中、晚三餐的比例為3：4：3最科學，如果某人每天吃500克主食，早上和晚上應該各吃150克，中午吃200克比較合適。這種飲食方案主要是針對青壯年，這些人白天上班，熱量消耗最大的時間段是白天，所以中午一定要多吃一點，才能及時補足能量。但對更年期女性來講，都已經到了即將退休的年齡，或者已經退休，白天活動強度相對要小得多，所以三餐的比例要適當調整。經過大量的臨床觀察以及研究論證，我們發現，更年期女性的三餐比例為3：2：1更為健康與合理。

　　為什麼早餐吃得最多，是午餐和晚餐總量之合？這是因為，大家經過一夜的睡眠，血糖消耗過多，早晨起床後體內血糖處於最低水準。由於腦部及人體各臟器活動均依賴葡萄糖供給，若不吃早餐，會影響腦部和各臟器的正常活動。

　　在飲食選擇上，主食一般吃含澱粉的食物，如饅頭、麵包等，還要適當增加含蛋白質豐富的食物，如牛奶、豆漿、雞蛋等，再配一些蔬果。這樣的早餐，做到了主副相輔、乾稀相承，會使體內的血糖迅速升高到正常，從而使人精力充沛。如果不吃早餐或早餐品質很差，在不到上午10點鐘時血糖水準已降至正常以下，尤其是上了年紀，就會感到體力不支，頭暈乏力，注意力不集中。據統計，長期不吃早餐或早餐不講究者，胃炎、胃潰瘍、胃癌的發病率相對要高得多。

　　午餐有著「承上啟下」的作用，既要補償早餐後至午餐前約4～5個小時的能量消耗，又要為下午3～4個小時活動做必要的營養儲備。

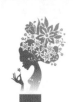

如果午餐不吃飽、吃好，人往往在下午3〜5點鐘的時候出現明顯的低血糖反應，表現為頭暈、嗜睡，甚至心慌、出虛汗等，嚴重的還會導致昏迷。對更年期女性來說，午餐的量可以比早餐少一些，但營養一定要全面，最好是主食、蔬菜、肉類、水果都吃一點。如果只吃一碗麵，會導致蛋白質、脂肪、碳水化合物等三大營養素攝入量不足，尤其是礦物質、維生素等營養素更易缺乏，且因為麵食會很快被身體吸收利用，很快會產生饑餓感。

至於晚餐，吃得少一些已經是大家的共識了。晚上人們睡覺休息，身體活動量降到最小值，同時，身體的生理狀態也與白天不同。如果晚餐攝入過多的營養物質，時間長了，體內脂肪越積越多，人就會發胖，還會增加心臟負擔，不利於健康。晚餐吃得太飽，還會出現腹脹，影響胃腸消化器官休息，引起胃腸疾病。所以，晚餐要少吃一些，以吃含脂肪少、易消化的食物為佳。

更年期 Q&A

Q：一日三餐最佳飲食時間是什麼時候？

A：早餐一般在7點半左右，這時胃腸道已經完全甦醒，消化系統開始運轉，吃早餐最能高效地消化、吸收食物營養。午餐建議在12點半左右，此時是身體能量需求最大的時候。晚飯最好安排在18點至19點，如果吃得太晚，過不了一會兒就該睡覺了，食物消化不完就睡，不僅睡眠品質不佳，還會增加胃腸負擔，也容易誘發肥胖，導致多種慢性病。

飲食搭配：一口肉，兩口飯，五口菜

更年期保健的一個主要原則就是「管住嘴，邁開腿」，而據我多年的觀察，一般上了年紀的人「邁開腿」倒都能做到，「管住嘴」卻不容易做到。

那到底該怎麼吃呢？很簡單，就三句話：一口肉，兩口飯，五口菜。

為什麼要少吃肉呢？因為更年期女性脾弱明顯，飲食消化較為困難，肉吃多了常有飽脹感；陰虛易生虛火，又往往氣鬱生痰，從而引發各種老年疾病，出現氣、血、痰、鬱的「四傷」症候。

也有些更年期女性對肉食畏之如虎，這也是大可不必，但在吃肉時要掌握一個原則：量少，多樣化。由於豬、牛、羊、雞的內臟膽固醇含量高，儘量不要碰，此外都可以吃一些，尤其是瘦弱者可以每天吃一點，一二兩足矣。另外，烹飪方式最好用燉的，燉肉鮮嫩柔軟，更年期女性的咀嚼功能大多衰退，燉肉較為適宜，且採用燉食的方法飽和脂肪酸可減少30%～50%，不飽和脂肪酸則有所增加，膽固醇含量下降，營養更好。

吃肉之外也要吃些蔬菜，肉與蔬菜之比最好為1：5，也就是「一口肉，五口菜」。肉與蔬菜合理搭配有利於體內的酸鹼平衡，因為肉、蛋等屬於酸性食品，蔬菜、海帶、茶、水果多屬鹼性食品，更年期女性多吃蔬菜可防止神經痛、高血壓、動脈硬化等疾病。主食、蔬菜中的蛋白質和肉類中的蛋白質不但能互補，還可提高肉類蛋白質的營養價值。蔬菜還能提供人體所需的微量元素和維生素，特別是胡蘿蔔素和維生素C，能補充膳食中的纖維素，促進胃腸蠕動，有利排泄。

當然，有了肉和菜，主食也不能少。米飯及麵食的主要成分是

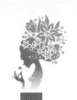

碳水化合物，碳水化合物是人體必需的「基礎原料」。在合理的飲食中，人們一天所需的總熱能的五到六成來自碳水化合物。如果我們每餐都只吃肉和菜，那就攝取不到足夠的碳水化合物來滿足人體需求，長此以往，就會營養不良，疾病也會不請自來。至於飯的比例，如前文所說「一口肉，兩口飯，五口菜」。

另外，上了年紀的人，牙齒常有鬆動和脫落，咀嚼肌變弱，因此，要特別注意照顧脾胃，飯菜要做得軟一些。還因為對寒冷的抵抗力差，如吃冷食會引起胃壁血管收縮，供血減少，並反射性引起其他內臟血循環量減少，不利健康，因此，飲食應稍熱一些，以適口進食為宜。有些人習慣吃快食，不完全咀嚼便吞嚥下去，久而久之對健康不利，應細嚼慢嚥，以減輕胃腸負擔促進消化。

Q：更年期應該多吃哪些蔬菜？

A：花菜，含有豐富的維生素可防治消化道潰瘍，提高人體免疫力，還有抗衰老、緩解更年期骨質疏鬆症的功效；菠菜，具有養血止血，斂陽潤燥，開胃通腸的功效，並富含胡蘿蔔素，能增強抵抗疾病的能力，減輕更年期慢性疲勞的症狀，豐富的維生素E還有抗衰老作用；芹菜，含鈣較高，可預防更年期骨質疏鬆症，並能降血壓和血脂，有鎮靜和保護血管等功效；大白菜，粗纖維能增加胃腸蠕動，防止便秘，豐富的鈣質可防治更年期骨質疏鬆，還能抗癌和防治糖尿病；百合，有潤肺止咳，清熱止渴，寧心安神的功效，適用於治療更年期出現的咳嗽，失眠多夢等病症，對治療皮膚癌，乳腺癌等有明顯療效，也有抗衰老的作用。

🌿 更年期女性餐桌：多豆、多黑、少鹽

　　更年期對女性的生理具有很大的影響，以中醫理論來說，更年期的諸多症狀，包括情緒暴躁、失眠、心悸、精神恍惚、頻尿、盜汗、面潮紅等，都是因腎氣虛損、精血不足、陰陽失調所致。因此，更年期在飲食上應該多注意補腎，而更年期補腎的原則是：多豆、多黑、少鹽。

　　有一個簡單的方法：吃豆腐。為什麼吃豆腐能解更年期綜合症？原來，豆製品中含有一種叫作「大豆異黃酮」的雌性激素。科學研究指出，相對豆漿、豆芽、豆豉而言，豆腐的大豆異黃酮含量是最高的。調查顯示，平時多吃豆製品，能夠使婦女更年期綜合症的發病率降低90%左右，不過，這個辦法畢竟緩慢，在更年期到來之前就開始有意識地進食豆製品最有效。如果症狀嚴重的話，還是需要做系統的調理。

 貼心叮嚀

　　生豆漿中含有皂素、胰蛋白酶抑制物等有毒物質，只有在100℃的高溫下煮沸才能完全消除毒性，否則會影響蛋白質的正常代謝，並刺激胃腸道，引起噁心、嘔吐、腹瀉等中毒症狀。需要注意的是：當生豆漿加熱到80℃～90℃時，常出現大量泡沫，許多人誤以為此時豆漿已經煮熟，實際上這是一種「假沸」現象，此時的溫度還不足以破壞豆漿中皂苷等有害物質。應在出現「假沸」現象後繼續加熱3～5分鐘，待泡沫完全消失方可。此外，在煮的過程中還必須掀開鍋蓋，這樣才能使豆漿中的有害物質揮發掉。

　　說完了「多豆」，接下來談談「多黑」。中醫講究五行五色五臟相對應，腎五行屬水，對應的顏色是黑色。更年期女性有一個顯著的

特點就是易怒、動火，在醫學上看來，腎肝相連，腎水不足，肝失保養，肝火失控，易怒動火。因此，更年期的各種症狀根源在於腎，補黑，就要攝入一些黑色食物，比如黑芝麻、黑棗、黑米等。

黑米是一種既能食又能用的大米，屬於糯米類。說黑米能「食」，是因為它可以作為主食，能「用」，是因為它能補身。每天取些黑米，洗淨後放入鍋中加入清水溫煮，待粥變稠時加入紅糖稍煮片刻就可以食用。這是黑米的簡單用法，還可以試試其他如黑芝麻棗粥、黑木耳之類的補腎食物。

最後來說「少鹽」。有些更年期女性，因為上了年紀味覺退化，於是就容易口重，做菜時就會多放鹽，殊不知更年期女性的內分泌會發生改變，水鹽代謝紊亂，水和氯化鈉等無機鹽的攝入量和排出量達不到平衡，就容易引起水腫，甚至進一步引起血壓升高，因此用鹽量宜儘量控制，以淡鹽、青蔬為主。一般人每天大約攝入6克左右的鹽，更年期女性則以5克左右為宜。

遵循「多豆、多黑、少鹽」的飲食原則，能幫助女性更好地度過更年期，也會省去因更年期帶來一些不必要的麻煩。

更年期 Q&A

Q：平時多喝點豆漿是不是可以有效緩解更年期症狀？

A：沒錯，不過喝豆漿時要注意兩點，一個是不能空腹喝。空腹喝豆漿，豆漿裡的蛋白質大都會在人體內轉化為熱量而被消耗掉，不能充分起到補益作用。喝豆漿的同時吃些麵包、糕點、饅頭等澱粉類食品，可使豆漿內的蛋白質等在澱粉的作用下，與胃液較充分地發生酶解，使營養物質被充分吸收。另外，喝豆漿時不能沖入雞蛋，很多人以為豆漿加

雞蛋會更營養，殊不知，雞蛋中的蛋清會與豆漿裡的胰蛋白酶結合，產生不易被人體吸收的物質。

🌿 飲水有法，喝出健康更年期

飲食，飲食，先飲，後食。水喝對了，才能養生又延壽。那麼，更年期女性該怎麼喝水呢？要訣如下：

1.晨起痛飲一杯水：早晨醒來，先喝一大杯涼開水或溫開水，最好一飲而盡。因為，你的身體已經七八個小時滴水未進了，血管內的血液正渴望著補充新鮮水分。早晨這杯水對健康非常有益，人體經一夜睡眠，因排尿、呼吸、出汗、皮膚蒸發，體內的水分消耗很多，血液黏稠度增高、血容量減少、血流速度減慢、新陳代謝產生的廢物毒素滯留體內不易排出，在這種狀態下開始一天的活動，對身體非常不利，甚至會誘發心肌梗死和腦卒中，晨起空腹一杯水如一股清泉，很快使血液得到稀釋、血液黏稠度下降、血流通暢，組織細胞得到水的補充，廢物毒素得以順暢排出，身體「甦醒」了，便能以良好狀態迎接新的一天。

2.未渴先飲抗衰老：水是最好的藥，身體缺水是許多慢性疾病的根源。人體血液的80％由水分組成，血液缺了水，會使血管加厚、變窄、沒有彈性，血液黏稠，還會引起腦萎縮、心肌梗死、心衰等，如能保持血液不缺水，就會大大減少血管病，減少早亡率。總之，人體的一切生理活動都離不開水，要及時足量補水，不渴也要喝水，一旦等到渴的時候再補水，已經晚了，此時人體很多器官可能已經受到脫水的傷害了。

水還是最好的排毒工具，也是最好的抗衰液。皮膚的水分主要來自體內，體內的水分主要靠飲入，體內有充足的水分才能保證皮膚光

滑有彈性，皮膚如果缺水，就會顯得晦暗、皺縮、彈性下降，出現早衰現象。

3.喝看不見的水：就是隱含在食物中的水。食物也含水，比如米飯，其含水量達到60%，粥的含水量就更高了；蔬菜水果的含水量一般超過70%，即便一天只吃500克蔬果，也能獲得300～400毫升水分。所以要充分利用三餐進食的機會來補水。此外，也要常吃一些利水食物，也就是能促進身體水分排泄的食物，如西瓜、咖啡、茶等。

4.常喝礦泉水：礦泉水中含有多種無機鹽，如鈣、鎂、鈉、二氧化碳等，能健脾胃、增食欲，經常飲用能使皮膚細膩滑潤。

更年期 Q&A

Q：每天喝多少水才夠？

A：一般說來，健康的人體每天消耗2～3公升水，這些水必須及時補充，否則就會影響腸道消化和血液組成。因此建議每天至少喝2公升水，相當於8杯。天熱時適量增加，喝4公升水也不為過，而那些愛運動、服用維生素或正在接受治療的人更應該多喝。

🪷 分門別類，聰明選擇保健品

如果你沒有正確選擇保健品的知識，到藥店或者保健品專賣店去看一下，立刻就會被琳琅滿目的保健品搞得暈頭轉向，加之很多售貨員的推薦和介紹，常常是買了一些和自己需求不符的產品，回家後放著慢慢過期或者送人。

也有一些人因為捨不得浪費，既然買了就勉強服用，不但對身體

沒有好處，有的還引起了不必要的損害。所以在選擇保健品時，對保健品一定要有全面的瞭解。目前市場上的保健品可以分為四類：

第一代：營養型保健品

這類保健品需長期服用，沒有明確的功效，如蛋白粉、蜂王漿、維生素等。它的功效主要是補充人們在膳食中不能得到或者攝入量不足的營養素，然後通過人體對營養素的利用，再合成人體需要的物質。營養型保健品是人體必需物質，但它的針對性不強，作為日常保健可以，對於處於某一階段、需要特殊保養的人群，如40歲以後的女性就沒有效果了，只能當輔助產品使用。這類保健品必須在醫生或者健康管理師的指導下使用，營養過剩或營養出偏都會給身體造成損害。

第二代：強化型保健品

這類保健品也屬於補充類保健品，與營養型保健品相比，它可以做到身體缺什麼就補什麼，但是不能防止流失，過度使用對身體有害，如鈣、鐵、鋅、硒等微量元素。按照中醫的理念來講，它可治標，但不治本。以補鈣為例，人為什麼會缺鈣？因為腎功能下降，也就是腎虛導致的。腎虛的人骨骼裡的鈣不能有效地留在骨骼裡，所以鈣會從骨骼流失到血液中，並從尿液中排出體外，導致人體缺鈣，接著發生骨質疏鬆。使用補鈣的保健品雖然可以補鈣，而且見效明顯，但你會發現，如果不再服用，過一段時間就又回到原來的狀態，缺鈣的問題又來了，不能解決根本的問題。如果長期用下去，可能引發膽結石、腎結石和尿路結石。

所以強化性保健品必須在身體條件比較好的情況下使用才能產生正面效果，對於40歲以上女性骨質疏鬆的問題，必須先補脾，解決鈣的吸收問題，再補腎，解決鈣的存留問題，再補鈣，骨質疏鬆的問題

才能真正得到解決。

第三代：功能型保健品

　　這類保健品主要是對身體的某一個臟器起調節或者治療作用，如甲殼素、深海魚油、卵磷脂等。它是有針對性的，針對我們身體內臟的某個器官進行調節，但缺點就是功效過於單一，且過度服用會產生依賴性。如深海魚油，它有軟化血管的功能，因此可以降低血壓，但引發高血壓的原因很多，比如血液內過氧化物太多、肝臟解毒能力不強、血脂太高、腎虛對血壓的調節不靈敏等，都是引起高血壓的原因，而深海魚油只針對其中的一個原因（降低低密度脂蛋白膽固醇），無法從根本上控制高血壓。

　　相比營養型保健品和強化型保健品泛泛的作用，功能型保健品的功效又進了一步，它可以做到改善臟器功能，快速消除症狀，解決一些亞健康的問題。但功能型保健品也是問題最多的保健品，由於本類保健品都是直接補充人體固有成分，只能針對某個單一臟器，而不針對整個系統，因此很難做到各臟器之間的協調和平衡，不能解決根本問題。長期或大量使用，還會打亂臟器和系統之間的平衡，引發疾病。所以在使用量和使用時間上有著嚴格要求，如果使用量過大，會使人體產生負反饋作用，使人體自身的機能快速減退，產生依賴性。例如益生菌如果使用量過大，會造成人體自己產生益生菌的能力下降，一旦停用就會使病情反復。

　　功能型保健品如果使用時間過長，還會給身體帶來嚴重的影響，例如羊胎素，羊胎素中含有雌性激素，如果使用時間過長，會誘發雌激素供養性疾病，如子宮肌瘤、子宮內膜異常增厚、子宮內膜不規則出血，或者使這類疾病加重，如子宮肌瘤快速增大等。所以這類保健品不可長期使用，也不可亂用，必須在醫生的指導下使用。

第四代：功能因數型保健品

這類保健品是目前比較高級、也是比較好的保健品，與第一代、第二代保健品相比，它的特點是複方搭配。對中醫比較瞭解的朋友一定知道「君、臣、佐、使」這個詞，一付完整的中藥都有好幾種成分，有的中藥甚至有好幾十種成分，這些成分按照「君、臣、佐、使」配伍的原理進行複方搭配，各自發揮不同的功效，同時又互相制約單一藥材的副作用，達成一種協同作戰的作用。中藥不但可治療慢性病，還可以對人體進行調養，達到治養結合的目的，其原因就是因為中藥是複方搭配的藥物。

其實這類保健品已經模糊了保健品和藥品的界限，它的獨特之處在於選用藥食同源的藥材，以藥物的標準選擇原料，這就使原料的品質有了保證，這一點非常重要。過去有很多使用天然原料的保健品，比如來自牛骨或貝殼的鈣製劑，由於是天然原料，鈣的吸收問題解決了，但是污染問題無法解決，長期食用會導致血液內重金屬含量超標。而功能因數型保健品選用的均為藥食同源的原料，這樣就可以既有藥物的調節治療作用，又沒有藥物的副作用，比中藥安全得多。

更年期 Q&A

Q：服用保健品是單一好呢，還是多種混合搭配比較好？

A：要根據使用者的體質。中醫講陰陽平衡，我們進補是為了達到身體陰陽的平衡。有的人吃鹿茸會流鼻血，引起牙齒出血以及發內熱；有的人吃人參會胃部脹悶，很長時間不想吃東西，甚至有時會發生人參中毒現象。這就是亂補的結果。所以，保健品怎麼吃，還是要專業的人根據使用者的體質來決定，並不能說單一好，還是混合搭配好。

🌿 送給更年期女性的營養食譜

　　女性到了更年期，身體的衰老是不可避免的，想要延緩衰老，平穩度過更年期，最好的辦法還是通過飲食來調理。其實，很多常見的食物都有非常好的食療效果，對緩解女性更年期綜合症特別有益。以下給大家推薦一些這樣的美味佳餚。

1.靈芝糯米粥

　　材料：糯米、靈芝各50克，小麥60克，白砂糖30克。

　　做法：把糯米、小麥、靈芝洗乾淨，再將靈芝切成塊，放到砂鍋裡，加500毫升水，用小火煮，直到糯米、小麥熟透為止，最後加上白砂糖即可食用。

　　用法：每天一次，一般服5～7次就會見效。

　　功效：滋補強壯，安神，補中，補心益氣，對高血壓、高脂血症、神經衰弱等都有治療效果。

2.甘麥大棗粥

　　材料：大麥、粳米各50克，大棗10枚，甘草15克。

　　做法：先煎甘草，去渣，後入粳米、大麥及大棗同煮為粥。

　　用法：每日2次，空腹食用。

　　功效：具有益氣安神，寧心美膚功效。

3.牛肉燉金針

　　材料：牛腩500克，金針100克，料酒、蔥、薑、香菜、紅辣椒、鹽、味精、胡椒粉、高湯各適量。

　　做法：金針入水浸泡一會兒，除去老根；牛腩洗淨切成小方塊，入沸水中焯透，撈出瀝乾。牛腩放入盆中，加料酒、香菜、紅辣椒、蔥、薑、高湯入蒸籠蒸一個半小時後取出，然後放入炒鍋中，揀出

蔥、薑、香菜、紅辣椒。炒鍋置火上，燒開後下入金針燉10分鐘左右，加鹽、味精、胡椒粉調味即可。

功效：此湯對更年期腎陽虛的症狀，如月經量突然增多且色淡、面色晦暗、精神萎靡、腰痛陰墜等有明顯療效。

4.天麻燉烏雞

材料：烏雞500克，天麻30克，蔥絲、薑末、鹽、料酒、味精各適量。

做法：烏雞用開水焯過，除去腥氣。把蔥絲、薑末和天麻塞進烏雞肚子裡。將烏雞放進沙鍋裡燉，加上鹽、料酒、味精調味，燉至雞肉熟爛即可。

功效：天麻對頭痛、頭昏、眩暈、偏頭疼等症狀有很好的治療作用，而烏雞有舒經活血、調節內分泌的作用，對女性平穩度過更年期非常有幫助。

5.核桃鱈魚

材料：鱈魚400克，核桃2個，蔥絲、薑絲、鹽、紅辣椒絲、料酒各適量。

做法：鱈魚洗淨；核桃仁取出，切成碎末狀。鱈魚放入盤內，上鋪蔥絲、薑絲、紅辣椒絲，再撒上核桃末，放入鍋中隔水大火蒸約10分鐘。把鹽和料酒加在蒸好的鱈魚上，再用大火蒸4分鐘，取出即可。

功效：能改善更年期女性心煩焦躁的狀態，對便秘也有一定的改善作用。

6.蓮子百合湯

材料：乾百合50克，乾蓮子75克，冰糖75克。

做法：百合浸泡一夜、蓮子浸泡4小時後沖洗乾淨。將百合、蓮子放入清水鍋中，武火煮沸後，改文火續煮半小時左右，加冰糖調味即

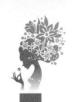

可食用。

功效：百合潤肺清心，可止咳、安神；蓮子養心安神，幫助睡眠。此湯能有效緩解女性更年期煩躁易怒、心神不安的症狀。

7.冬瓜海帶鴨骨湯

材料：鴨骨500克，海帶100克，冬瓜100克，四季豆、玉米棒各適量，陳皮、精鹽各適量。

做法：鴨骨洗淨切塊，放入沸水中汆燙撈出。冬瓜去皮切塊，海帶洗淨打結，四季豆揀洗乾淨；玉米棒洗淨切小段；陳皮浸軟，刮去瓤。沙鍋內加適量清水煲滾，下入所有原料煮20分鐘後，再轉至小火煲2小時，放精鹽調味即可。

功效：此湯有健脾和胃、解毒利濕的功效，適用於更年期女性白帶增多等問題。

8.鯽魚豆腐湯

材料：鯽魚1條，豆腐300克，紹酒、蔥花、薑片、鹽、味精、濕澱粉各適量。

做法：將豆腐切成半公分厚的薄片，用鹽水漬5分鐘，瀝乾備用。鯽魚去鱗和內臟，抹上紹酒，用鹽醃10分鐘左右。鍋中放沙拉油加熱，爆香薑片，將魚兩面煎黃後加適量水，文火燉25分鐘，再投入豆腐片，用味精、少許鹽調味後，下少許濕澱粉勾薄芡，撒上蔥花即可。

功效：鯽魚是高蛋白、低脂肪的食物，對頭暈、失眠等症有一定的食療效果。

9.牡蠣紫菜湯

材料：牡蠣50克，紫菜少許，鹽、蔥段、紅油各適量。

做法：牡蠣洗淨，入沸水鍋中汆熟撈出，瀝乾水分，汆牡蠣的水

留下備用。鍋內加適量汆牡蠣的水燒開，放入牡蠣、紫菜，煮滾後加入鹽調味，撒上蔥段，淋少許紅油即成。

功效：牡蠣營養豐富，有強健骨骼的作用。紫菜中含有碘、鈣、鐵和膳食纖維等，能有效緩解更年期的各種不適症狀。

10.山藥桂圓粥

材料：山藥100克，桂圓10個，大米100克，精鹽、味精各少許。

做法：山藥去皮洗淨切成滾刀塊，桂圓去殼，備用。大米淘洗乾淨放鍋裡，加適量清水燒開，中火煮約15分鐘後放入山藥、桂圓續煮10分鐘，加少許精鹽、味精調味即可。

功效：山藥可滋補強身，提高人體免疫力；桂圓可補氣養血、安神健腦。此菜可用於緩解失眠心悸等更年期症狀。

除了以上10款更年期保健食療方之外，更年期女性可以多吃富含鐵質的食物，如瘦牛肉、豬肉、羊肉及海鮮等；多吃富含鈣質的食物，如牛奶、大豆、羊肉；多吃富含維生素的食物，如全麥麵包、玉米餅、蘋果、草莓、綠花椰等；多吃疏肝理氣的食物，如蓮藕、蘿蔔、山楂、茴香等。

更年期 Q&A

Q：更年期吃素是不是更健康一些？

A：並不是這樣。卵巢的主要功能是分泌雌激素、雄激素和孕激素，當卵巢功能開始衰退，分泌的雌激素就開始減少，如果此時在飲食上以素食為主，那麼激素水準就難以達到平衡，反而會增加更年期的不良反應。因此，更年期適量的脂肪攝入是必要的。

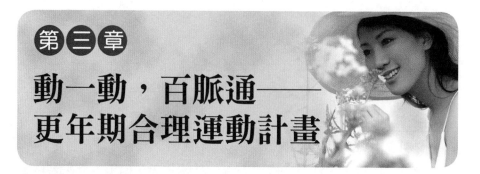

第三章

動一動，百脈通── 更年期合理運動計畫

🌿 更年期運動的六個原則

對更年期女性來說，運動是不可缺少的。女性在更年期進行適當運動，能夠促進新陳代謝和血液循環，降低體內膽固醇和甘油三酯含量，從而有效杜絕更年期肥胖，防止骨質疏鬆和心腦血管疾病發生。此外，合理運動還能改善更年期症狀，讓更年期女性減輕壓力，保持樂觀向上的精神，降低憂鬱、焦慮等負面情緒，改善記憶力，延緩心理衰老。

總之，運動對更年期女性來說是一劑不用入口的良藥。而更年期女性運動要收到保健的效果，要遵循一些原則，主要為以下六點：

1.持之以恆：女人到中年，尤其是到了更年期以後，大多不肯活動，即使在別人的勸說或帶動下做了一些運動，也總是三天打魚兩天曬網，不能持之以恆。這種情況不僅對健康無益，反而因為打破了平衡，會加重更年期症狀，所以大家一定要杜絕。

2.循序漸進：這與上一個原則也有關係，有的人某天想起來了就拼命運動，過兩天懶了就又不動了，這對身體的傷害是很大的。我們在制訂運動計畫時，一定要注意遵守由小量活動逐漸增大運動量的原

則，因為人的體力、耐久力、靈巧度等都是逐步提高的。人的內臟器官、功能活動也需要一個適應過程，不能急於求成，應以不產生疲勞為度。

貼心叮嚀

　　運動無處不在，伸懶腰也是一種運動。中醫認為，人在疲勞時不自覺地伸懶腰是臟腑氣機不順、三焦氣機不順的表現。人在伸懶腰時，兩臂自然上舉，胸腔得到擴張，心、肺、胃都能得到舒展，三焦在這時加快體內的新陳代謝，使氣血通暢，體內廢水廢氣也更易於排出；同時，伸懶腰時的擴胸動作，可調節心肺的呼吸，從而讓人體的氣機充足，加快各個臟腑的運化，從而起到減輕疲勞的作用。

　　3.動靜適度：無論何種運動，必須使全身各部肌肉、骨關節等都得到舒展，但過度運動對健康是不利的，容易引起疲勞，甚至造成內臟或軀體的傷害。所以，女性更年期運動時應注意適當休息。所謂動靜適度，應以「輕、柔、穩」為原則，在初期，寧少勿多，寧慢勿快，逐漸遞增。在運動時，應避免快速、旋轉、低頭或有可能跌倒的動作。人過中年，不宜參加帶有競賽性或突擊性的緊張活動，也不適宜長時間進行過於單調的重複勞動。

　　4.時間合理：一般人都喜歡早晨運動，實際上這個時段血糖正處於低水準，運動會消耗大量的血糖，容易導致低血糖的症狀。從外在環境來講，凌晨4點到早上9點之間，二氧化碳反流，空氣品質也不好。所以，午後2點～4點，陽光充足、溫度適宜、風力較小，是運動

的最佳時間段。不過，最好午飯後1小時再運動，否則會影響腸胃消化功能。

5.做好暖身：運動前應先暖身，可以防止突然劇烈活動造成的心慌、氣促、暈倒等現象。更年期女性的骨骼已變得有些僵硬了，四肢肌肉的彈性降低，靈活性也較差，突然運動可能會有不適症狀，運動前最好先活動一下頭部、腰背部和四肢。另外，早晨運動前因為血液比較黏稠，最好先喝一杯溫開水，既能及時排除體內代謝物及毒素，又能避免腦血栓、心肌梗死等。

6.選對項目：更年期女性應該選擇全身性項目，能夠讓各個關節和肌肉都活動開，比如散步、慢跑、太極拳、游泳、保健體操等，能使頭頸部、軀幹、上下肢都得到全面伸展。不宜做強度過大，速度過快的劇烈運動，如衝刺、跳躍、憋氣、倒立、滾翻等。

更年期 Q&A

Q：我知道運動對身體有好處，但很難堅持，該怎麼辦？

A：選擇運動項目很重要，首先你要選擇自己最喜歡，做起來輕鬆自由的項目。如果是意志力的問題，建議你找一個同伴，兩個人一起可以相互鼓勵，相互監督。另外，運動也不一定每天非要撥出固定的時間，坐車時提前兩站下車，或者回家時爬幾級樓梯，都是可以的。

🌿 更年期運動的五個禁忌

可以說，運動是一把雙刃劍，不科學、不合理的運動，反而會給

我們的身體帶來長期的危害，加重更年期的症狀。以下五個更年期運動禁忌大家一定要謹記：

1.霧天堅持戶外運動：霧是飄浮在地球表面低空中的細小水珠，水珠中溶解了酸、鹽、胺、苯、酚等各種有害物質，同時還黏附了一些塵埃和病原微生物等有害的固體微粒。在霧中活動，如長跑，使身體某些敏感部位接觸這些有害物質並大量吸入，可能引起氣管炎、喉炎、眼結膜炎和過敏性疾病。吸入密度大的霧氣，肺泡內的氣體交換還會受到影響，可引起人體供氧不足。

2.睡前做劇烈運動：睡眠是最徹底的休息，因為睡眠是神經抑制過程擴散到整個大腦皮質和皮質下的結果，此時一切生理活動——嗅、視、聽、觸覺等感覺功能都降到最低水準，如果在睡眠前做劇烈的運動，會引起心跳快、氣短，使全身處於緊張狀態，四肢肌肉因乳酸堆積而感到腰酸腿痛，容易造成入睡困難。

3.飯後馬上運動：有人吃飯後馬上去跑步、游泳或做其他運動，結果往往引起腹痛。這是因為飯後胃裡裝滿了食物，馬上運動會引起胃腸震盪，使腸黏膜受到重力牽拉，容易造成腹痛。另外，運動時骨骼肌的血液供應量相對增加，從而導致內臟血液供應不足，胃腸道平滑肌發生痙攣收縮而引起腹痛。

4.運動後馬上洗澡：運動後要坐下來休息一會兒，然後再去洗澡，避免引發感冒。切忌用涼水沖澡，否則可能會引發關節、肌肉和心腦血管等疾病。運動後，應進行緩和活動，使身體逐漸恢復到正常狀態，有利於全身臟器的調整，也可預防對身體不利的因素發生。

5.身體不適強行運動：身體不舒適或感到體力不支時，應減量或暫時停止運動。

Q：我以前有過兩次因為運動引起的急性盆腔炎經歷，現在還能運動嗎？

A：建議先到醫院檢查，查清楚你的感染根源是什麼，如果有重大疾病，那就只能暫停運動，治好病再慢慢恢復。在排除重大疾病的情況下，可以適當做一些散步、太極拳等舒緩運動，切忌劇烈運動。

有氧運動，最適合更年期女性

有氧運動又稱有氧代謝運動，是指人體在氧氣供應充分的情況下進行的運動。也就是說，在運動過程中，人體吸入的氧氣與需求相等，達到生理上的平衡狀態。它的特點是強度低，有節奏，持續時間較長。

有氧運動能使氧氣充分酵解體內的糖分，並可消耗體內脂肪，還能增強和改善心肺功能，預防骨質疏鬆，調節心理和精神狀態。因為有氧運動具有抗氧化劑的效應，會使人的全身得到充足的氧氣供給，加快呼吸系統的作用，鈍化和轉化體內的自由基，並控制其形成和活動，保護身體免受侵害，防止自由基引起的衰老現象，是更年期女性最適合的運動方式。

以下給大家介紹一個有氧運動「五步法」。

第一步，呼吸快走。

在走步當中，心裡隨著步伐喊一、二、三、四，每一個四步為一個過程，要求一步吸、二步吸、三步吸，第四步要快呼。呼得越快，

肺裡的空氣吐得就越快，肺部張開的幅度就越大，肺部細胞張開的總量就多，新鮮空氣就吸得越深。這種運動會使氧和人體肺泡之間的攜氧紅血球及二氧化碳交換的機率加大，促進全身充氧。全身細胞充氧會使人體產生舒服感，有益健康。

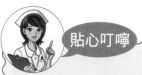

貼心叮嚀

　　跑步一定要穿跑步鞋，否則會給腳部帶來傷害，引發腳部疾病。跑步不當很可能引起包括小腿脛腓骨疲勞性骨膜炎、臏骨磨損、半月板損傷等疾病。站立時雙足承受人體全部體重，而每跑一步，單足承受了2～3倍的體重。例如，一個重50公斤的人，每跑一步，每個腳掌至少要承受100公斤的重量，那麼一次跑步運動過程，兩隻腳各承受了幾萬公斤的重量。跑步鞋通過特殊的功能設計，能夠幫助跑步者最大限度地克服上述傷害。因此，一雙好的跑步鞋是必要的。

第二步，直線走。

　　走時在地上找一條直線，認真走直線，有意增加走的難度，會改善人體神經系統功能，特別是防止小腦萎縮。這個「直線」走，不僅使肌肉運動量加大了，更加大了神經系統的參與量，加強了神經系統的指揮能力和控制能力。這種控制能力的提高，對防止老年癡呆和神經系統功能低下帶來的傷害是非常有用的。

第三步，點頭運動。

　　頭部由上而下輕點，慢慢地做，進行約30次，可以促進頭部的血液循環。因為頭部與頸部的脊椎上有許多經脈，透過點頭練習，能幫

助疏通這些部位的經脈，增強身體的抵抗力。

第四步，彎腰運動。

雙腳自然打開，手部自然向下伸直，往下彎腰100下，手以能夠碰到地板為主。每天練習此法，可有效鍛煉腰部、腿部力量，使頭髮烏黑，並能有效提升抵抗力。

第五步，倒著走。

向前走，雖然腳部很多肌肉參與向前運動，但雙腳還有很多肌肉在向前走時是不參與的，向後走時就會主動運動起來。

倒著走不僅是一種非常有效的健腿方式，而且因為倒著走，所有的感官都會高度集中，這對鍛煉人的神經系統作用非常大。倒著走路時兩腿交替後行，可加強腿部和腰部的肌肉力量，比正行耗氧多，增強人體平衡性，保健小腦。

倒著走的動作要領是上身挺直，一條腿支撐地面，另一條彎曲後下落，前腳掌著地，然後再過渡到全腳，行走過程中，手臂隨著腿的運動自然擺動，保持整個身體平衡。但倒著走要注意選擇熟悉的環境，以保證安全性。

更年期 Q&A

Q：有氧運動每天應該保持多少的運動量呢？

A：要使有氧運動產生效果，關鍵在於持之以恆，每週要運動3～4次，每次堅持20～60分鐘。這個跨度之所以比較大，是因為每個人的體質不一樣，你可以根據自己的承受力在這個區間之內選擇，從20分鐘開始，然後循序漸進地增加。

更年期養得好，百病消、人不老

🌿 游泳，釋放壓力好幫手

游泳不僅是一項從頭至腳都能得到鍛煉的運動，而且還是一項集水浴、空氣浴、日光浴三者相結合的運動，更年期女性若能經常到水裡運動一下，對鍛煉身體、釋放壓力，緩解更年期綜合症有非常大的幫助。

人體在水中運動時，身體各部位所承受的浮力、壓力十分均勻，肌腱和關節可得到均衡的發展。長期游泳還能對人體形態，尤其是腹部、臀部、肩背部、腿部、足部、曲線及脊柱生理彎曲進行有效調整，從而塑造出人體最美的體形。更年期女性容易出現的小腹突出、大腿脂肪堆積等問題，經常游泳可防止這些問題出現。此外，身體浮在水中的感覺也能讓心情跟著放鬆，更年期女性若能經常游泳，對調節易怒煩躁的情緒非常有幫助。

游泳對更年期調養有這麼多好處，但下水之前有一些小事項還是要注意：

1.游泳前先進行溫水沐浴，這樣就不會感覺到很冷。因為水池的溫度一般在27℃，溫水沐浴一般在30℃～35℃，可以帶走你身上的部分熱量，從而能夠幫助你更好地適應水溫，不會因為體溫驟然下降而引起毛孔緊縮。

2.洗完溫水浴之後，入水前還要做暖身運動。在池邊做彎腰、壓腿、擺手等伸展四肢的舒緩運動，可增加肌肉的協調性，有利於防止游泳時發生抽筋和減少下水後遭遇意外事件的可能。

3.在水中停留時間不宜太長，一般15～30分鐘之後便要上岸休息，總時間最好控制在2～3個小時之間。

4.游泳完畢後，立即用軟質乾浴巾擦淨身上水漬，輕輕擤出鼻腔

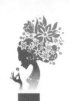
分泌物。如在游泳池游泳，最好滴上氯黴素或硼酸眼藥水，以防止眼疾。

5.游泳後一定要洗澡，特別注意清洗外陰，因為更年期女性雌激素下降，外陰、陰道、尿道上皮變薄，易導致細菌感染。

6.穿好衣服後還要活動按摩肢體，做幾節放鬆體操，使身體暖和，肌肉放鬆，然後在陰涼處小憩15～20分鐘，既避免了肌群僵化又能消除疲勞，防止感冒。

Q：是不是所有更年期女性都適合游泳運動？

A：有些人是不適合游泳的，比如患有肺結核、心臟病、高血壓等重大疾病的人，他們因為難以承受較大運動量，所以不適宜游泳。另外，沙眼、中耳炎、皮膚病、性病患者也不適合游泳，以防把疾病傳染給他人，這些人可選擇其他的運動方式。當然，月經期也最好不要游泳，如果有游泳習慣，時間上需儘量控制。

🌿 散步，最容易堅持的運動

散步是最容易被長期堅持且鍛煉效果良好的運動，散步不像其他運動那樣容易使人感到疲勞和厭倦，通常散步後會使人感到輕鬆自如，使人精神倍增。

散步還能減輕人們心理上的壓力，而散步為什麼會有這種效果呢？這是因為散步是一項能運動人體幾乎所有的骨骼和主要神經的運動。眾所周知，適量的運動能引起心理變化，而這些變化似乎能影響

人的情緒，從而使人覺得自己身體更加輕盈和健康。因此，散步也是適合更年期女性的運動，不過，散步也有一些講究，遵循正確的方法，才會有事半功倍的效果。

首先，散步之前最好喝一杯白開水，給體內補充一些體液。當然，如果有鮮榨蔬果汁那就更好了。然後換上一套寬鬆的運動服，鞋子最好是薄底的，因為這樣腳底就能感受到地面的凹凸不平，散步的同時也做了一次免費的腳底按摩。

走路時，臉朝上，大腿的內側要用力，手臂要緊靠身體擺動。雙手擺動時，可以拍打大腿或臀部，以喚醒沉睡的肌肉。腳跟先著地，然後再放腳尖，腳掌要抓地面，扎實地向下踩踏。這樣可以刺激腸胃，增強活力，同時能消除肩膀疲勞和腰部不適。

公園的長椅也是一個健身的好工具。走累了可以坐下休息一下，休息一會兒之後還可以雙腳著地，躺在上面做一做擴胸運動，同時配合深呼吸，這樣心臟和肺就能夠動作順暢，將鬱積於體內的濁氣排出體外。

體質虛弱的更年期女性散步時，應適當將兩隻手臂甩開，步伐邁大些，散步的速度最好由慢到快，這樣可以儘量將全身活動開，使全身各器官都能參與到運動中，有效促進體內的新陳代謝。一般每天散步1～2次，每次1小時左右。

身體肥胖的更年期女性在散步時可適當將散步時間、距離拉長，並將運動量加大些。最好堅持每天散步2次，每次1.5小時。散步時可適當走快些，使體內多餘的脂肪得到充分燃燒，從而達到減輕體重的目的。

患有高血壓的更年期女性散步時儘量使腳掌著地、胸脯挺起，不要過分彎腰駝背，以免壓迫胸部，影響心臟的正常功能。步伐應以中慢速為宜，不要太快，否則容易使血壓升高。最好不要在早上散步，

而應選擇晚飯後，因為一般來說，早晨人體血壓最高，傍晚相對穩定。

患有冠心病的更年期女性散步時最好慢速行走，以免心律失常，誘發心絞痛。散步最好在餐後半小時到一小時後，每天兩三次，每次半小時。

每個人的心肺功能不一樣，散步時要量力而行。根據各自身體的承受能力，加快或減慢行走速度。一旦出現胸悶、心慌、頭暈等情況，就應該停下來歇一歇。

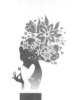

更年期
Q&A

Q：我有糖尿病，散步時該注意什麼？

A：要先吃點東西，不能餓著肚子，否則很容易使大腦供血不足，出現低血糖，嚴重時還會因頭暈導致摔跤。餐後散步時，步幅可以適當加大，挺起胸脯，甩開手臂，每次散步以半小時到一小時為宜。

第四章
好心情才有好身體——
更年期心理調適計畫

🌿 在更年期優化你的情緒

　　更年期女性的情緒特別不穩定，而這並不是單一的生理反應，是由於女性卵巢功能衰退，導致的一系列生理及心理的變化，而且兩種變化之間還會相互作用。因此，更年期女性首先要掌握的就是情緒控制。

　　情緒控制是一個慢慢培養的長期過程，只有在平常就學會調整自己的心態，控制自己的脾氣，才能養成保持良好的情緒習慣。長期培養聽起來需要付出的努力也多，但實際上，只要你從生活中的小事著手，就能獲得情緒的最佳調整法。

　　1.想法要客觀：人到中年，要學會用坦然的態度去面對生活中的一切，要學會更加實際一點，要懂得享受現實生活，不要把自己的期望全都投入在不切實際的幻想中，學會以平和的心態對待身邊的事物。

　　2.要懂得發洩：生活中總有許多的不如意，既然不能避開這些不如意，就要懂得讓它們適時地發洩出來，不要讓不如意造成的消極情緒隱而不發，否則，最終傷害的還是自己的身體與心理健康。

　　3.要有生活的熱情：女性到了更年期，雌性激素分泌慢慢減少，很容易就會產生倦怠消極的情緒。要克服這種情緒，平時就應該多參

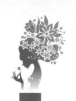

加一些戶外活動，多和朋友聚會，最關鍵的是要保持對生活的熱情，挖掘生活中讓自己感興趣的事，這樣不僅能幫助自己消除不良的消極情緒，還能讓自己建立起積極健康的心態。

4.多聽音樂：每天抽出一點時間，找一個舒服的地方全身放鬆，然後閉上眼睛安靜地聽自己喜愛的音樂，這對於緩解消極情緒，平衡身心有著非常大的作用。

5.學會控制憤怒：在要生氣發火時，試著有意識地緊閉雙唇，在心裡將1～10默數一遍，再開口說話，這時候你會發現，原先的怒火已經平息了很多。

只要學會控制好自己的情緒，你完全可以把更年期變成一個步入老年的生命黃金期，好好地利用這段時間，為老年生活創造更多珍貴美好的回憶。

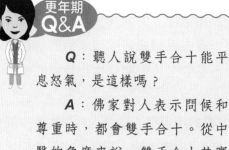

Q：聽人說雙手合十能平息怒氣，是這樣嗎？

A：佛家對人表示問候和尊重時，都會雙手合十。從中醫的角度來說，雙手合十其實就是在收斂心包。這個動作一般停在膻中這個位置，掌根處正好對著膻中穴。這樣做時人的心神就會收住，一合十，眼睛自然會閉上，因為心收斂了，眼睛自然也會收斂。

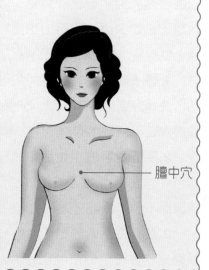

膻中穴

🍃 找到適合自己的舒壓方式

喜歡把心事憋在心裡，沒有任何發洩的窗口，最容易誘發更年期憂鬱症，嚴重的可能會走上絕路。因此，最好的解決方法便是找到適合自己的舒壓方式，不要讓內心承擔超重的心理壓力。以下推薦幾種方法給大家：

1.手指彈桌：將雙眼微閉，用手指有節奏地敲打桌面就能緩解壓力。十指肚皆是穴位，叫十宣，最能開竅醒神。俗語道：十指連心。只要閉上眼睛，輕輕在桌上一敲，手指的微痛立刻會讓你重新找回「心力」，這是人體中最寶貴的力量。

2.按壓太陽穴：當人們患感冒或頭痛時，用手摸眉梢與眼外皆之間的太陽穴，會明顯感覺到血管跳動，這就說明在這個穴位下邊有靜脈血管通過。因此，用指按壓這個穴位，能對腦部血液循環產生影響。不光是煩惱，對於頭痛、頭暈、用腦過度造成的神經性疲勞、三叉神經痛，按壓太陽穴都能使症狀有所緩解。

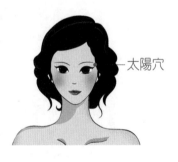

太陽穴

按壓太陽穴時要兩側一起按，兩隻手十指分開，兩個大拇指頂在穴位上，用指腹、關節均可。頂住之後逐漸加力，以局部有酸脹感為佳。產生了這種感覺後，就要減輕力量，或者輕輕揉動，過一會兒再逐漸加力。如此反復，每10次左右可休息較長一段時間，然後再從頭做起。

3.不要追求完美：不過分追求完美，就不會因為對自己各方面都要求太高而感到壓力重重了。同樣，要學會說「不」，對那些讓自己感到為難的、有壓力的事情，如果不是自己職責範圍裡的，要理直氣

緩地拒絕。

4.通過溝通釋放壓力：多與親人好友聊天，當你將生活中的壓力抒發出來，就能得到對方的回應和鼓勵，這樣壓力自然就被化解了。作為家人，也要放下手邊的應酬和工作陪一陪更年期的女性，聽一聽她們的心事。

5.安排一次旅遊：旅遊是最好的舒壓方式，如果整天被各種煩心事牽絆，不妨拋開一切，到風景優美的地方走一走，呼吸一下新鮮空氣。

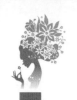

更年期 Q&A

Q：有沒有減壓食物？

A：科學研究發現，碳水化合物可幫助大腦製造血清素，有助人體精神和情緒的放鬆；纖維質容易使腸胃產生飽和感，使人不至於因過多地攝入食物而給腸胃造成負擔，像新鮮的水果和蔬菜、全麥食品、蕃薯、胡蘿蔔等都是不錯的減壓食品。

🌿 冥想，清除心靈的垃圾

要管住自己的情緒，關鍵是要管住自己的負面情緒。當人開始產生迷惑、氣憤、嫉妒等心情時，就是負面情緒開始作祟了。那麼，怎麼讓這些令人不愉快的體驗趕快離開？冥想就是一個非常有效的方法。冥想來源於瑜伽，它能讓你完全放鬆，在舒緩的冥想音樂或大自然的聲音中透徹生命的意義，獲得寧靜平和的心態。

冥想的具體方法如下，大家不妨一試：

準備事項

　　1.暫時將所有的事務放下，引導自己進入一種旅遊前的放鬆心態。

　　2.伸展全身的筋骨，至少三次，讓氣血順暢更易放鬆自我。

　　3.躺著或舒服地坐著，先做三個深呼吸，然後慢慢地引導自我放鬆。

　　4.練習時可一邊播放悅耳、柔和的音樂。

　　5.練習時間：約15～20分鐘。

步驟

　　1.眼睛向上看眼瞼、眉毛、額頭、頭皮（約8秒），慢慢閉上眼睛，然後深呼吸，吸氣吸到滿時，屏住呼吸3秒鐘，然後吐氣，眼睛保持閉著，讓眼睛放鬆，讓身體放鬆，想像全身的力氣都蒸發掉了，身體、雙手及雙腳的力氣都蒸發掉了。

　　2.想像全身輕飄飄的，身體飄浮起來，飄浮在一大朵安全、舒適的白雲裡，同時也感覺全身軟綿綿了，覺得非常舒服，非常輕鬆，自覺進入了深沉的放鬆狀態。

　　3.想像白色的光由頭部進入自己的身體，白色的光籠罩自己的額頭，感覺有一股暖流進入自己的額頭，白色的光籠罩自己的眼睛、鼻子、嘴巴，整個頭部都充滿了這股暖流，自覺更加放鬆。

　　4.白色的光往下擴散到頸部、肩膀、雙手，白色的光使頸部、肩膀、雙手都溫暖了起來，而更加放鬆。

　　5.白色的光進入胸腔、進入肺部與心臟，感覺肺部與心臟都溫暖了起來，白色的光隨著血液循環，擴散到全身，感覺擴散到的部位都溫暖了起來，依序由上背部、下背部、腹部、腰部、臀部、骨盆腔、雙腿、雙腳都充滿白色的光，也依序地溫暖了起來。此時，全身的每

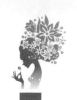

個細胞都充滿白色的光，所有的緊張壓力完全消失。

6.現在，你全身都籠罩在白色的光裡，白色的光讓全身的肌肉、神經、皮膚完全放鬆，越來越放鬆，越來越平靜，越來越舒服，這時自覺進入了深沉的潛能狀態。

7.自行從10倒數到1，數到1的時候，自己就進入了潛能狀態。（如搭電梯往下降，降至最底層。）

8.在潛能狀態下自己可以靜靜地什麼都不想，此時的境況最佳，是一種無念無想的狀態，可以淨化自我，想像白色的光不斷進入體內，不斷地吸收補充能量，並開啟無限的潛能與智慧。

當情緒不穩，當感覺自己要控制不住呼之欲出的怒氣時，不妨試試冥想的辦法，你會發現心靈慢慢地恢復平靜，一切引起情緒發生狂風暴雨的問題都能用平和的心態一一化解。

更年期 Q&A

Q：冥想時會感到四肢酥麻，這樣正常嗎？

A：練習時四肢會有酥麻或沉重感是正常現象，有的人在剛開始練習時，還會有頭暈或頭部麻脹的感覺，身體也有癢、顫動或溫熱感，乃因氣的聚集或運行，這些都是正常現象。

別讓疑心病成為更年期危機導火線

進入更年期的女性，常常會出現憂鬱、失眠、注意力不集中、喜怒無常、情緒不穩定、易緊張焦慮的現象，心理的敏感性顯著增強，

多半是對人不對事。在這一系列的症狀中，人們往往只會注意女性在脾氣方面的顯著外在變化，卻對其深層心理很少關注。

更年期女性在內分泌上是紊亂的，在這個時間段內，它會引起大腦皮層功能的失調，進而衍生出猜疑與被害感。這種情況多出現在家庭婚姻之中，女性會對伴侶的忠誠度產生巨大懷疑，往往會做出一些讓人感到不可思議的事情，影響家庭幸福與和睦，同時也會對自己的工作產生巨大的影響。

當然，對於女性出現這種疑神疑鬼的情況時是有辦法調理的。首先，要進行調試自己的心理，相信別人，熱愛家庭，使自己保持在一個良好的心情狀態，這樣在待人處事上就不會陷入死胡同；其次，作為家人應該在此時展現包容的心態，不能在自己受到不公平待遇後以牙還牙，而應該在生活上、心理上安撫她，使其安然度過更年期；最後，如果條件允許的話，可以諮詢醫生或者心理師的建議，配合治療，就能平安度過更年期。

🌿 面對「空巢」，找回屬於自己的生活

女性到了更年期，不可避免地要經歷某種程度上的失去，無論是生理上還是心理上，這其中有一個比較普遍的現象，就是孩子會離開身邊，他們或者成年了開始了自己的新生活，或者在外求學，再也不像以前那樣把你當作每天生活的必需，當原有的習慣突然發生了改變，你可能會感覺孤獨和不適，很多人把這種感覺叫作「空巢綜合症」。

所幸的是，這種落寞和痛苦的感覺會隨著時間流逝逐漸減輕，你會慢慢習慣新生活，而研究發現，承認並能正視這種「空巢綜合症」

的人，比起那些逃避、否認這種感覺的人，能更快地從痛苦的感覺中擺脫出來。因此，面對空巢，不必憂慮，那種感覺其實就像是新生命誕生前的陣痛，很快就會過去，之後，你便會擁有一種嶄新的生活。

要怎麼開始屬於自己的新生活呢？不妨試著坐下來，泡一杯自己喜歡的香茶，想想還有哪些年輕時沒來得及實現的願望，還有哪些興趣年輕時沒有時間去做，慢慢想，把它們寫在紙上，做一個大致的規劃，然後一個一個去實現。你會因為生活重新有了目標而充滿期待和興奮，更年期的抑鬱和不適也會減輕許多。

 貼心叮嚀

想要在更年期重拾快樂，可以嘗試以下25種方法：

1.充分地休息，別透支你的體力。

2.適度地運動，會使你身輕如燕，心情愉快。

3.別對現實生活過於苛求，常存感激的心情。

4.享受人生，別把時間浪費在不必要的憂慮上。

5.愛你周圍的人並使他們快樂。

6.身在福中能知福，亦能忍受壞的際遇，且不忘記寬恕。

7.用發自內心的微笑和人們打招呼，你將得到相同的回報。

8.遺忘令你不快樂的事，原諒令你不快樂的人。

9.回憶那些使你快樂的事。

10.凡事多往好處想。

11.追求一些新的興趣，但不是強迫自己去培養一種習慣。

12.為你的工作做妥善的計畫，使你有剩餘的時間和精力自由支配。

13.抓住瞬間的靈感，好好利用，別輕易虛度。

14.獻身於工作，但別變成它的奴隸。

15.隨時替自己創造一些容易實現的願望。

16.每隔一陣子去過一天和你平常不同的生活。

17.每天抽出一點時間，讓自己澄心靜慮，使心靈放鬆。

18.給心愛的人一個驚喜。

19.送自己一份禮物。

20.去看一部喜劇片，大笑一場。

21.在生活中製造些有趣的小插曲，製造新鮮感，使自己耳目一新。

22.收集趣聞、笑話，並與你周圍的人分享。

23.安排一次休假，和能使你快樂的人共度。

24.保持健康，有健康的身體才有快樂的心情。

25.真正地去關懷你的親人、朋友、工作和四周細微的事物。

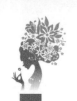

第五章
生活處處是養生——
更年期其他保健計畫

合理安排性生活

保持規律的性生活是維持性活力的重要條件，也能夠給個人和家庭帶來溫馨和愉悅，使人感到健康自信。雖說更年期一定不要拒絕性生活，但更年期性生活和年輕時還是不一樣，一定要合理地安排。

通常來說，更年期女性之所以對性生活感到抗拒，主要是由於心理上的障礙，認為自己絕經了，對性方面就會有一種力不從心的感覺，其實，從生理角度來說，最直接和性欲有關的激素是睪酮，而不是雌激素。睪酮由腎上腺產生，並不受絕經的影響。絕經之後的女性體內睪酮登上統治地位，與此同時，雌激素卻處於低水準。這就是說，與人們通常的觀念相反，多數中年女性其實是有性需求的。那為什麼更年期婦女在性生活方面會有不適感呢？

第一，由於雌激素分泌匱乏，性器官的滋潤減少，陰道潤滑發生的速度和水準下降，陰道壁彈性下降，因此生殖器的敏感性會有所減弱。性高潮出現時，陰道和子宮收縮的次數減少，但仍可發生多重性高潮。陰道的這些變化有時會引起瘙癢、燒灼感或性交不適，甚至疼痛，特別是當配偶不給予陰道充分濕潤時，這一點表現得尤為明顯。

陰道壁若變得太薄，女性在性生活中還會有少量出血，這是要重視而無須過度驚慌的。

第二，絕經之後，陰道和尿道的感染機率增加。陰唇的變化使陰道和尿道失去了保護，陰道內的酸性平衡遭到破壞，這也是性交不適的原因之一。

第三，包圍和支持陰道以及附近器官的骨盆肌肉會因年齡增加而變得鬆弛（年輕時分娩造成的損傷也是一個因素），其結果為張力性尿失禁，即膀胱經不起一定的壓力，咳嗽、擠壓、爬高、噴嚏、提重物或大笑等增加腹壓時，不能自我控制地漏尿。骨盆底肌肉鬆弛可表現為尿道、膀胱、陰道和直腸膨出，嚴重的可有子宮脫垂。尿失禁和生殖器官脫垂不僅給一般生活帶來麻煩和痛苦，也影響生活，它降低了性活動的興趣和敏感度。

以上所說的這些變化特點都是些可能性，只有清醒地知曉這些變化的可能性，才能更好地預防、延緩、減輕、治療這些症狀。

那麼，更年期婦女該如何合理安排性生活呢？

1.當你到了更年期，夫妻雙方的年紀都不小了，性生活的時間和頻度要根據雙方的體能和習慣。

2.性交的體位、各種姿勢要根據身體狀況選用，可採用女上位、側位、床邊位等。

3.保持心理上的健康，對堅持正常的性生活要充滿信心，把更年期婦女性生活看作是正常的，防止「衰敗心理」。

4.堅持適度的性生活對身體有益無害，但對身體確實有病的高齡婦女不能莽撞行事，過度的性生活對這些人的身體不利。

5.更年期婦女性生活一定要經過充分的準備，使心理和生理上都達到充分性興奮後再開始，不能急躁，否則陰道乾澀會使女方產生疼

痛、陰道受傷、出血等意外。

6.關於性生活的頻率，更年期早期以每週一次為宜，這個頻度適合大多數人。絕經後的女性卵巢功能接近消失，這時應以10～15天一次為宜。

性生活的本身是一種體力消耗。性興奮時，心率可增加到140～180次/分，血壓可上升20～40毫米汞柱，心臟負擔加重，體力消耗相當於爬一次五層樓的運動。所以對高血壓、冠心病的患者來說，性交是有危險性的。應該強調的是，更年期夫婦的性生活不一定都要以性交來滿足，夫婦之間親密的擁抱、接吻，相互的撫摸，語言、心靈的交流，都可視為性生活。

更年期
Q&A

Q：提高更年期性生活品質，飲食上有什麼需要注意的嗎？
A：富含B族維生素食物如豆類、穀類和乳酪，以及富含鋅、鎂、錳等礦物質的食物如牡蠣、堅果、菠菜等，都是能增強性功能的保健營養食品。辣椒、桑葚、蘑菇、黑麥餅也有不錯的效果。

🌿 選擇舒適的沐浴方法

洗澡是一個重要的保健項目，它的功用非常多，不僅能清除汗垢油污，還能消除疲勞，舒筋活血，改善睡眠，提高皮膚的新陳代謝功能和抗病力。有研究證明，洗澡對更年期症狀的改善是有幫助的。不過，對更年期女性來說，在洗澡之前有些事情要先搞清楚。

1.水溫：水溫應與體溫接近為宜，即37℃～38℃，這樣的溫度身體會感到溫暖。如果是要消除疲勞，水溫可以適當高一點，最好是在40℃～42℃。如果水溫過高，會使全身表皮血管擴張，心腦血流量減少，發生缺氧。當然，更年期女性無論夏天多熱，千萬不能洗冷水澡，洗澡水過冷會使皮膚毛孔突然緊閉，血管驟縮，體內的熱量散發不出來。尤其是在炎熱的夜晚，洗冷水澡後常會使人感到四肢無力，肩、膝酸痛和腹痛，甚至可成為關節炎及慢性胃腸疾病的誘發因素。

2.洗澡的時間長度：無論春夏秋冬，洗澡時間均不宜過長，每次洗澡時間以15～20分鐘為宜。因為溫、熱水浴會使血液大量集中於體表，時間長了容易導致心腦缺氧、缺血。如果戶外的溫度在15℃以下，泡澡時間可以稍長一些，但也不要超過30分鐘。

3.洗澡最佳的時間段：不要在過飽或空腹的情況下洗澡，最好是與用餐時間間隔兩個小時左右。飽餐後洗澡，全身皮表血管被熱水刺激而擴張，較多的血液流向體表，腹腔血液供應相對減少，會影響消化吸收，引起低血糖，甚至虛脫、昏倒。當然，也不宜在洗澡後立即睡覺，因為睡眠往往在體溫下降後來臨，熱水浴會使體溫升高，推遲大腦釋放出「睡眠激素」。如果某天只能在睡前洗澡，可以在浴後用濕毛巾冷敷額頭5分鐘，讓體溫回到正常水準，儘快入睡。

另外，在洗澡時還可順便對皮膚做個保養，以下一些小絕招推薦給你。

如果天氣比較乾燥，可以在浴水中放些橙皮湯。橙皮中含有的維生素P樣物質，具有消炎、抗過敏作用，把新鮮的橙皮加水一起熬成湯，在泡浴時加入少量新熬好的橙皮湯，可使皮膚潤澤、柔嫩。

如果你的肌膚死皮較多，可以用燕麥沐浴，方法如下：將半杯燕麥片、1/4杯牛奶、2湯匙蜂蜜混合在一起，調成乾糊狀，再將這些原

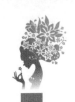

料放入一個用棉布做成的小袋子中，放在淋浴的噴頭下，流水就會均勻地將燕麥的營養精華稀釋，沖到皮膚上；也可以把燕麥袋放在浴缸中，浸泡20分鐘，使其營養成分更加充分地被肌膚吸收。

肌膚粗糙、毛孔較大的女性可以試試香花浴：把玫瑰花或菊花放在水裡煮10分鐘，去渣後加入洗澡水，再加兩匙蜂蜜，有助於收緊毛孔、光潔皮膚、消除細紋。

想要美白肌膚可以試試鹽醋浴：在浴水裡加入一點鹽以及幾滴醋，能促進皮膚的新陳代謝，使皮膚更富彈性。如果用來洗髮還可減少頭皮屑，保持頭髮柔軟光澤。

有皮膚疾病的人，可以把菊花、薰衣草等用文火熬1小時左右，濾去渣後倒入洗澡水；有皮膚病的人可以在洗澡水中倒入200克白酒，經常用此洗浴，不僅可治皮膚病，使皮膚光滑柔軟富有彈性，還可以治療關節炎。

如果你的皮膚已經非常好了，那麼也要注意保養，洗澡時把略經稀釋的牛奶塗抹在身上，15分鐘後沖淨，就能夠保持皮膚的光滑細膩。

需要提醒大家的是搓澡不能太用力，洗澡時揉搓過大或反復揉搓，會導致皮膚變黑，這就是「摩擦黑變病」。摩擦黑變病的奧秘尚未完全揭開，但與用力搓澡的關係已被專家確認，所以洗澡時一定要對自己溫柔一點。更要注意不能天天搓澡，這很容易讓皮膚變老，一般3天搓一次就足夠了。

Q：洗澡時應選擇什麼樣的肥皂？

A：生活中常用的肥皂有四種：1.硬皂，含鹼多，像洗衣皂；2.軟皂，含鹼量在25％以下，像各種香皂；3.過脂皂，不含鹼；4.藥皂。這四種肥皂功效各不同，適用對象也不同。對更年期女性來講，由於皮膚含水量偏低，經常搔癢，宜用含有石炭酸（即苯酚）的藥皂。當然，有的人習慣用沐浴乳，也建議大家選用溫和型的沐浴乳，因為一些含有香精、抗菌或者除臭的香皂、沐浴乳比較適合年輕人使用，更年期女性用久了會對皮膚造成傷害，它們會移除皮膚表面油層，導致皮膚乾燥、搔癢。

更年期養得好，百病消、人不老

第四篇

讓你遠離更年期
綜合症的小妙招

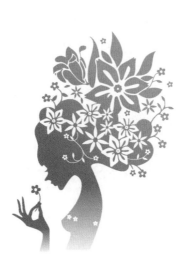

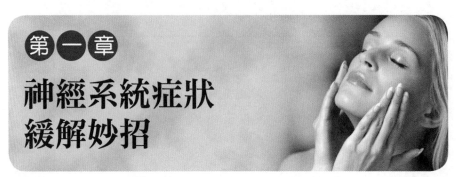

第一章
神經系統症狀
緩解妙招

🌿 失眠

　　更年期女性的睡眠品質普遍較差，常常出現入睡困難、多夢易醒、醒後有疲勞感，這是因為更年期女性卵巢雌激素分泌大量減少，垂體促性腺激素增多，導致神經內分泌失調、自主神經系統功能紊亂，再加上一些心理因素而造成的。當然，心悸、盜汗、熱潮紅等其他一些更年期不適也是導致失眠的重要因素。

對症食療

1.夜交藤粥

　　材料：夜交藤60克，粳米50克，大棗2枚，白糖適量。

　　做法：夜交藤用溫水浸泡片刻，加清水500克，煎取藥汁約300克，加粳米、白糖、大棗，再加水200克煎至粥稠，蓋緊燜5分鐘即可。

　　用法：每晚睡前1小時，趁熱食，連服10天為一療程。

　　功效：養血安神，祛風通絡。適用虛煩不寐、頑固性失眠、多夢症及風濕痹痛。

2.酸棗仁茶

材料：酸棗仁9克，白砂糖適量。

做法：將酸棗仁拍碎，用開水沖泡，加糖調味。

用法：代茶飲用。

功效：養心安神。適用虛煩失眠。

日常保健

1.睡前泡腳安神方

材料：米酒2800毫升，鹽280毫升，老薑帶皮絞汁280毫升，木質泡腳盆一個，開水適量。

用法：將所有材料放入泡腳盆中，酌量注入開水，待水溫降至腳可以耐受的程度時將雙腳放入盆中浸泡，感到水變涼可隨時加入熱水使其維持熱度，總共浸泡約30分鐘。盆內的水不要丟掉，第二天加熱可繼續使用，連用三天後可換新水。泡腳前可在胸前及背部各放一條乾毛巾，以備吸汗。

療效：消除全身疲勞，促進入眠。

2.摩腹安眠法

摩腹前先將雙手搓動一分鐘，直到手心發熱。將發熱的掌心貼在肚臍上，注意只用一隻手即可，然後快速地小範圍摩動，一隻手累了可以換另一隻手。摩一段時間就會發現肚臍內出現了發熱感，並且向四周放散開去，這時就可以停止了。

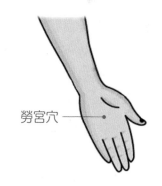

勞宮穴

摩腹時主要是掌心勞宮穴對著肚臍摩，勞宮穴是心包經上的經穴，而肚臍為先天經絡彙聚之處，腎為先天之本，故必通於腎氣。掌心的溫熱作用於肚臍，可以使心神交通，能夠安神健腦，提高睡眠品質。

生活提醒

　　1.環境對睡眠至關重要。一定要為自己佈置一個安靜、溫度適宜、沒有光線刺激的睡眠環境。睡前開窗通氣，讓室內空氣清新、氧氣充足，但應預防感冒。

　　2.睡前不要做過強的活動，不宜看刺激的電視節目或電影，不看深奧的書籍，勿牽掛家事，勿飲濃茶或咖啡。

　　3.睡前三個小時之內不要吃任何東西，連喝水也要控制，解小便後再上床，避免膀胱充盈，增加排瀉次數。

　　4.半夜必須起床時，儘量不要開大燈，可用小夜燈，起夜後再次入眠一般需要15分鐘以上，不要太著急。

　　5.臥室內儘量不要放鐘，避免產生時間壓力而失眠。

眩暈

　　眩暈是目眩和頭暈的總稱，以眼花、視物不清和昏暗發黑為眩；以視物旋轉，或如天旋地轉不能站立為暈，因兩者常同時並見，故稱眩暈。頭暈目眩也是更年期較為常見的一種症狀，這種頭暈往往是非旋轉性的，表現為頭沉、頭昏等症狀，眩暈程度因人而異，只要應對有方，完全可以有效防止這種症狀的發生。

對症食療

1.甲魚湯

　　材料：甲魚1隻，冰糖適量。

　　做法：將甲魚洗淨後入沸水鍋中煮3分鐘，撈出後去掉四腳、白衣、黑膜、爪尾、腹甲和內臟，再入鍋加清水武火燒沸，改用文火燉至熟爛，加適量冰糖調味。

用法：吃肉喝湯，每日一次。

功效：緩解更年期頭暈症狀。

2.菊花粥

材料：乾菊花50克，粳米100克。

做法：將乾菊花入鍋加清水煎成湯，再將粳米淘洗乾淨後入菊花湯中熬煮成粥。

用法：每日一次。

功效：緩解更年期頭暈症狀。

日常保健

1.摩擦耳郭法

以掌心前後摩擦耳郭正反面10餘次，這樣能疏通經絡、振奮臟腑。然後，用拇、食指上下摩擦耳輪部10餘次，對緩解更年期常見的頸、肩、腰、腿痛，以及頭痛、頭暈很有效果。

2.肌肉放鬆法

第一步：找一個安靜的環境，坐在舒適的位置上。

第二步：閉目，雙足分開與肩同寬，雙手放在兩腿上，儘量放鬆所有的肌肉，從足底開始，逐步向上直至面部，保持肌肉高度放鬆。

第三步：通過鼻呼吸，呼吸時心中默念「一」字，心中保持若無若有的狀態。

以上方法持續做20分鐘，可在感到頭暈時做，也可在平時清晨起床後做1次，能有效預防眩暈發生。

生活提醒

1.易發生眩暈症狀的更年期女性，日常生活最好避免太強烈的光線，避免太嘈雜的環境，保持生活環境的平和安靜。

2.當眩暈發作時要儘快平躺休息，避免頭部活動，以免摔倒造成

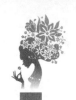

其他身體傷害。

3.常發生眩暈症狀的女性朋友，身邊最好常備鎮靜劑及止吐藥物，以作應急之用。

4.眩暈症狀好轉後要慢慢做一些頭部和肢體的活動，逐漸擺脫虛弱的身體狀態。

5.日常飲食以清淡為宜，忌食高鹽以及酒、咖啡、濃茶、辛辣等對神經系統有刺激作用的食物。

憂鬱

憂鬱症是以情緒低落為主要特徵的一類心理疾病，更年期憂鬱症高發主要有兩個原因：一是更年期女性會出現機體免疫力下降、神經內分泌系統功能以及性腺功能均減退等現象，進而導致一系列的異常行為及情緒改變，一旦陷入焦慮惆悵、多疑敏感等不良情緒中無法自拔，就會誘發憂鬱症；二是這個年齡段的女性基本上屬於家中主力，生活壓力較大，如果長期得不到精神的宣洩，就很可能導致負面情緒積壓，最終引發憂鬱症。

更年期憂鬱症臨床症狀常見有焦慮不安、緊張恐懼、稍有驚動就不知所措、情緒低落、悲觀失望，常哭哭啼啼、自責自罪、主觀臆斷、猜疑他人，或是懷疑自己患某種病，尤其是「恐癌症」，甚則引起自傷、自殺等行為。此外，可有月經不調、性欲減退，或出汗、怕冷、消瘦、乏力等症。

對症食療

1.豬肉苦瓜絲

材料：苦瓜300克，瘦豬肉150克，油、鹽適量。

做法：苦瓜切絲，加清水急火燒沸，去苦味。瘦豬肉切片，油煸後，入苦瓜絲同炒，加調味食用。

用法：佐餐食。

功效：可瀉肝降火，緩解更年期憂鬱症。

2.蓮心大棗湯

材料：蓮心3克，大棗10枚。

做法：蓮心研末與大棗共同煎湯。

用法：每日1次，飯後服。

功效：可益氣補血，寧心安神。

日常保健

按摩法

按摩膻中穴可有效緩解抑鬱引發的胸悶、咳喘、吐逆、心悸等症狀，用中指對其進行按揉，大約揉50～100次。當人生氣鬱悶時，往往會習慣性地拍打胸脯，這個動作實際上拍打的是膻中穴。膻中穴是心包經上的重要穴位，這個穴位是主喜樂的，如果膻中穴不通暢，人就會變得鬱悶，這對健康是非常不利的。按照西醫的說法，膻中穴就是胸腺，是人體的免疫系統，當人出生以後它就會慢慢退化，所以

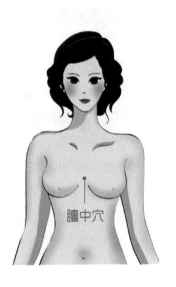

膻中穴

平日裡我們要經常按摩刺激這個穴位，以增強人體的免疫力，同時還可以讓心情變得好起來，從而遠離憂鬱的困擾。

生活提醒

1.更年期憂鬱症患者要充分瞭解憂鬱的性質，知道它是功能性的

疾病，是可以治癒的，從而消除恐懼和疑慮。

2.研究發現，規律的走路可以緩解憂鬱症，建議憂鬱症患者每天安排固定的散步時間。

3.更年期女性情緒不穩定，很容易跟家人發生爭執，所以遇到事情要冷靜，不要因為一點小事或者一句不順耳的話而大動肝火。

4.如果能把生活安排好，適當增加一些愛好，不僅可增加生活情趣，還能保持良好的大腦功能，增進身心健康，對疾病是有利的。

5.更年期身體各方面都比較虛弱，所以大家要注意勞逸結合，儘量提高身體免疫力和抵抗力。

🌿 焦慮急躁

焦慮是大腦中樞神經長期過度緊張，導致高級神經活動機能障礙的一種疾患，而焦慮煩躁則是更年期患者的一個重要特徵。人到了更年期，身體開始出現衰老跡象，精力減退，工作能力下降，而且面臨著退休，將失去原已習慣了的工作環境；同時由於內分泌功能衰退，身體產生不適感，且這一階段，子女一般都已長大成人，面臨著工作、婚姻等問題，也會讓父母在精神上造成緊張和壓力。這種種因素作用於因更年期影響而受到特殊生理基礎削弱的中年女性身上，就容易激發更年期焦慮症。具體可表現為神經系統機能比較脆弱和不穩定，對外界不良因素影響的敏感性增加，適應能力下降等症狀。

對症食療

1.甘麥大棗茶

材料：小麥30克，大棗10枚，甘草6克，綠茶6克。

做法：將甘草和淮小麥研成粗末，每日用30～50克，加大棗12枚

（去核），放入保溫杯中，沖入沸水。

用法：用蓋子燜10～15分鐘後不拘時飲用，最後可將大棗嚼服。如治失眠，可在臨睡前1小時飲用。

功效：更年期失眠、焦慮。

2.小麥紅棗粥

材料：小麥50克，大米100克，桂圓肉、紅棗20克，白糖適量。

做法：小麥淘洗乾淨，用熱水浸泡。大米、紅棗洗淨，再將桂圓肉切成小粒。把小麥、大米、紅棗、桂圓一同放進鍋中，加入適量清水，用小火熬至軟爛成粥，最後加入白糖。

用法：早晚趁熱食用，連吃一周為一個療程。

功效：養心益腎、除煩安神、補脾止汗，適用於焦慮、煩熱、失眠等症。

日常保健

拉筋拍打法

第一步，保持站立的姿勢，身體自然向前傾，雙腳自然分開，保持與肩同寬，然後屈腿，抬起一條腿，用手拍打腿的內側和外側，然後將腿抖一抖，再交換雙腿。每次進行3分鐘。

第二步，採取站立的姿勢，先抬起左腿，保持膝關節與臀部同高，膝關節向內側彎曲，用對側的手去拍打大腿，膝關節向外側彎曲，用同側的手拍打大腿，反復進行20次。

第三步，採取站立的姿勢，將雙臂伸直，抬腿，讓對側手與腳相接觸，如果實在無法觸及的話，也要儘量去接觸。然後交替進行，每次做20次。

生活提醒

1.熱水可使身體恢復血液循環，幫助身體放鬆，當感到緊張焦慮

時可洗個熱水澡。

2.音樂是對抗焦慮的好幫手。它不僅使肌肉鬆弛，也使精神放鬆，心情愉快，使積聚的壓力得到釋放。

3.要多培養興趣，如養花、書法、編織等，這不僅能轉移對更年期症狀的注意力，而且能以「靜」的習慣克服「躁」的不良情緒。

4.適當的運動可以使神經系統興奮和抑制的調節能力更為完善，從而對大腦皮質的功能得到調節，對於緩解焦慮、抑鬱等症狀都有幫助。

容易疲倦

很多女性在進入更年期以後，會發現體力大不如前，總是有一種心有餘而力不足的感覺，稍微做點家事就感到體乏無力，肌肉骨骼酸楚疼痛，甚至不願意說話，精神也很難集中，即使休息了也無法緩解這種疲勞。事實上，更年期疲勞不同於一般的勞累，僅靠休息就可以解決，這其實是身體開始老化的表現，需要由內而外來調理。

對症食療

1.靈芝人參酒

材料：靈芝100克，人參30克，冰糖300克，白酒1500克。

做法：將人參切片，靈芝洗淨切片，冰糖打碎。將人參、靈芝、冰糖放入酒罐中，加入白酒，封緊罐口放置一周後，取其清液即可。

用法：每日飲用兩次，每次10毫升。

功效：益精神，抗疲勞。用於過度疲勞，氣血不足而致的頭昏乏力，腰酸腿軟等。

2.胡蘿蔔甘蔗湯

材料：胡蘿蔔50克，荸薺50克，甘蔗70克，水3杯。

做法：材料洗淨，胡蘿蔔、荸薺去皮切塊，甘蔗去皮切小段備用。將全部材料放入鍋中，加水武火煮滾後，轉文火熬煮30分鐘。

用法：佐餐食。

功效：消除更年期疲勞，抗氧美白。

日常保健

1.拍手法

把手掌合起來拍擊時會發出「嘭嘭」的聲音，這個聲音通過聽覺神經傳到大腦，可以增強大腦功能。如果白天昏昏沉沉，四肢乏力，記憶力不佳，注意力也不集中，就可做做拍手操。當然，在拍手時要注意不要影響到他人，最好早上去公園進行。

2.手抓頭按摩法

經常用手抓頭按摩，對於消除疲勞、改善頭皮營養狀況、促進新陳代謝、調節皮膚分泌等，都具有很好的效果。具體方法如下：手心向內，手指張開如抓癢一樣。抓時閉眼，心神安定，身體放鬆。自前額上的頭髮抓起，由前向後，經頭頂至後髮際；再從後向前，循環往復。

此按摩法主要用兩個小指頭的螺紋面進行按摩，其他手指隨著小指的按摩用指甲抓頭皮，動作勻緩輕柔，以免損傷頭皮。如果在抓摩頭部某一穴位時，意念集中於這個穴位， 並且在呼氣時抓，吸氣時停，使意念、氣、形（抓摩）三者結合，效果更佳。每天早起、午休及晚睡前各做1次，每次10分鐘左右。

生活提醒

1.平常沒事時要多活動活動手指，也可以把兩個核桃放在手心裡揉來揉去，不僅緩解疲勞，還可防治老年癡呆。

2.平時注意休息，保證睡眠品質，即使睡覺時間不長，也要保證

深度睡眠。

　　3.用溫水洗浴，能舒緩肌肉關節緊張，有助消除疲勞。

　　4.疲勞時到戶外走一走，呼吸新鮮的空氣及觀賞令人心曠神怡的綠色環境。

　　5.在疲勞時聽聽美妙的音樂可讓人放鬆；或是跳跳舞，也可從輕鬆的舞步中體會到快樂。

記憶力減退

　　記憶力減退是更年期綜合症的常見症狀。進入更年期之後，不僅會有生理和心理上的種種不適，最令女性感到惶恐的是記憶力明顯減退。她們往往記不住別人的名字、放錯物品或找不到東西，結果把生活搞得一團糟。有些人認為，記憶力減退是衰老導致的，和更年期無關，因為男人隨著年齡的增長記憶力同樣也會減退。根據美國的一項研究顯示，女性更年期症狀越嚴重，熱潮紅次數越多，記憶力也就越差。

對症食療

1.淮山芡實甲魚湯

　　材料：甲魚1隻，瘦肉160克，淮山80克，紅棗10顆，芡實40克，枸杞子1匙，薑1塊，陳皮適量，鹽適量。

　　做法：甲魚剖好、洗淨，切小塊備用。瘦肉洗淨、切塊、汆水。紅棗去核。陳皮泡軟、去內瓤。用少許油起鍋，爆香薑片，將甲魚稍爆片刻，然後另起鍋燒滾適量水，放入全部材料，用武火煮沸後改用文火煲兩個小時。

　　用法：佐餐食。

功效：適用於更年期肝、脾、腎虛弱所致疲倦乏力、記憶減退。

2.洋蔥銀魚炒蛋

材料：洋蔥半個，銀魚160克，雞蛋2顆，胡蘿蔔1個，蔥1根，薑茸少許，上湯適量，鹽適量。

做法：洋蔥切條，胡蘿蔔切絲，蔥切段。銀魚洗淨，瀝乾。雞蛋打成蛋液。起油鍋，放入薑茸和銀魚翻炒片刻，然後加入蛋液炒勻盛起。再起油鍋，將洋蔥炒熟，淋入上湯，加入胡蘿蔔絲燴熟，再將雞蛋銀魚回鍋，調味拌勻。

用法：佐餐食。

功效：健腦益智，適用於更年期記憶力減退，骨質疏鬆。

日常保健

1.頸部鬆馳操

適當放鬆頸部，能有健腦益智的功效，長期堅持更可有效緩解更年期記憶力減退。方法如下：取站姿，挺腰收腹，保持雙肩平衡；將右手扶在左耳上，將頭微傾至右邊，並以右手輕輕按住左耳，儘量保持腰腹挺直，雙肩平衡（此法可擴張頸動脈，保持血液循環，補充腦部氧氣）；右手指按住左耳向下壓，同時左肩朝外用力伸直，停住10～15秒（此法可使肩部肌群伸展，促進肩膀放鬆）；鬆開頭與手臂，姿勢還原，深吸一口氣後吐出，這時能馬上感覺到頭部的輕鬆與局部肌肉的解放。隨後再用左手扶右耳，依次動作，反復做八次。

2.張嘴閉嘴法

據研究，張嘴閉嘴有一定的強身健腦作用。方法是每天早晨到空氣新鮮的地方，將嘴最大限度地張開，先向外哈一口氣，然後將嘴閉起來，深吸一口氣。這樣有節奏地張嘴閉嘴，並進行深呼吸運動，連續做100～200下。

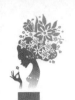

張嘴閉嘴為何能健腦呢？這是因為向外哈氣和用力深吸氣能擴張肺臟和胸腔，增大肺活量，可使肺臟吸進較多氧氣，增強身體活力。同時，嘴的一張一閉，通過面部的神經反射刺激大腦，有利於健腦益智。

生活提醒

1.手腦關係最為密切，手托兩個鐵球或核桃，在手中不停地轉動，可以使手腦協調，從而產生健腦的作用。

2.長期飽食，勢必導致腦動脈硬化，出現大腦早衰和智力減退現象。

3.用被子蒙頭，裡面的二氧化碳濃度就會升高，氧氣濃度不斷下降。長時間吸進含二氧化碳濃度高的空氣，對大腦危害極大。

4.大腦消除疲勞的主要方式是睡眠。長期睡眠不足或睡眠品質太差，會加速腦細胞衰老，聰明的人也會變得糊塗起來。

5.大腦有專司語言的功能區，經常說話尤其是多說一些內容豐富、有較強哲理性或邏輯性的話，可提升大腦語言功能區的活力。整日沉默寡言、不苟言笑的人，這些功能區功能會退化。

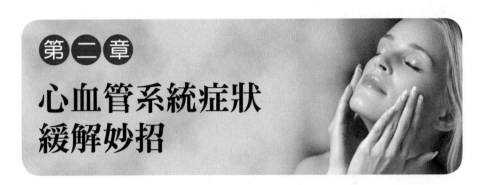

第二章
心血管系統症狀緩解妙招

熱潮紅

　　熱潮紅是更年期女性最常見、最受困擾的症狀。更年期女性經常會感覺突然之間體溫急遽上升，熱的感覺從胸部開始，像潮水一樣迅速湧向頸部和面部。血管在這種突如其來的熱量影響下迅速擴張，並排出大量的汗水，使得人的面部甚至全身都突然紅了起來，並伴隨著盜汗現象。

　　這種症狀通常會持續一到兩分鐘，因為身體大量散熱，熱潮紅過後人又會覺得身體開始發冷，甚至會打冷顫。

對症食療

1.桑葚蜜

　　材料：桑葚子、蜂蜜各30克，五味子10克。

　　做法：將桑葚子和五味子洗淨，然後放入砂鍋中，加兩小碗清水，武火煮沸後改用文火，煮至一小碗，晾溫，濾去藥渣，然後加入蜂蜜拌勻即可。

　　用法：隨證飲用，每日一次。

　　功效：適用陰虛內熱所導致的熱潮紅。

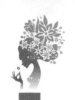

2.百合羹

材料：新鮮百合1000克，藕粉500克，白糖適量。

做法：百合洗淨，曬乾後研成粉末，裝在瓶子裡備用。服食時，取百合粉、藕粉各一湯匙，然後加冷水2～3匙，打成薄芡，再加入白糖，用沸水沖泡拌勻。

用法：每日2次，連服一個月。

功效：減緩更年期熱潮紅症狀。

日常保健

1.穴位按摩法

穴位按摩法操作簡單，但需要家人配合。具體方法為：更年期女性取坐位，家人立於身後，以雙手拇指點按後背部的肝俞、腎俞兩穴，以補益腎臟，力度自己把握，以舒適為度；然後用五指推拿法，點按頭部的頭維、百會、風池三大穴，以滋陰潛陽、通經活絡。最後患者自己按摩上肢的曲池、內關，以寧心安神、理氣和胃，同時請家人按摩下肢的陰陵泉、太溪、湧泉，以清化濕熱、通利三焦。

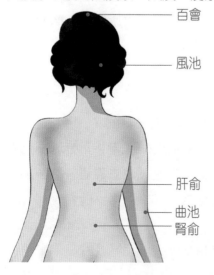

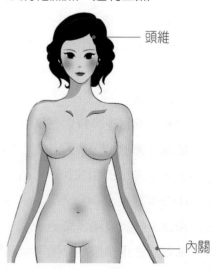

百會
風池
肝俞
曲池
腎俞
頭維
內關

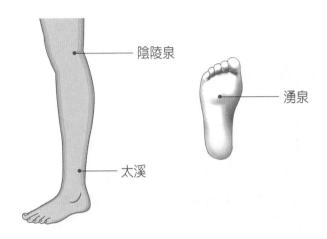

陰陵泉

湧泉

太溪

2.腹式呼吸法

腹式呼吸法可調節情緒，使身心得到放鬆。方法很簡單：當感到潮熱來臨時，先喝一杯涼開水，然後想像自己身處寒冷的地方，在熱流開始上湧時做腹式深呼吸；另外，在平時做一些腹式呼吸的訓練也可有效預防熱潮紅。我們正常的呼吸節奏是每分鐘10～15次，腹式深呼吸要把節奏慢下來，最好慢到每分鐘6次，也就是10秒鐘一次，吸氣5秒，呼氣5秒，每天練習15分鐘。為了拿捏到正確的感覺，可將一隻手放在胸部，另一隻手放在腹部，讓手感知腹部和胸部的起伏。

生活提醒

1.大豆及豆製品都含有豐富的植物性雌激素，可有效減輕熱潮紅症狀，更年期女性最好每天喝一杯豆漿，以補充雌激素。

2.油炸食品會讓人感覺口乾舌燥，便體內肝火更旺，更年期女性應避免食用。

3.更年期女性平時著裝最好選擇寬鬆、吸汗、透氣性好，棉、麻質地的衣服，避免穿緊身的衣服或者皮革質地的衣服。

4.平時要注意適當放慢生活節奏，當身體出現熱潮紅時，可慢慢

把氣吸進腹部，再緩緩地吐出，調整呼吸以保持情緒穩定。

貼心叮嚀

　　由於熱潮紅症狀的發生是沒有固定時間的，所以要隨時準備一些小東西以備不時之需，可隨身帶著一把小摺扇和一條小毛巾。當身體發熱時，可隨時搧風，減輕悶熱感，保持涼爽。一條棉質的小毛巾可隨時解決盜汗問題，尤其在公眾場合，可避免突然汗流浹背的尷尬。

盜汗

　　盜汗是指人在入睡以後出現出汗異常而醒來出汗停止的情況。「盜」字是用來形容汗液出現猶如小偷夜間行盜一樣神不知鬼不覺。盜汗和潮熱一樣，是大部分更年期女性都會發生的一個症狀，雖然是一種常見症狀，但仍然會對身體帶來不良影響，所以不能放任不管。

對症食療

1.桑葉水

材料：新摘桑葉數片，冰糖適量。

做法：桑葉洗淨加水熬湯，加冰糖飲用。熬的時間不宜過長，因為桑葉水具有揮發性。

用法：桑葉水不適合涼飲，因為桑葉本身性寒，所以飲用時一定要加熱。

功效：適用於更年期盜汗。

2.黃芪雞肉粥

材料：母雞1隻（約重1～1.5公斤），黃芪15克，粳米100克。

做法：母雞剖洗乾淨，濃煎為雞汁；取黃芪15克水煎2次取汁，加適量雞湯及粳米100克共煮成粥。

用法：早晚溫熱服食。

功效：益氣血，填精髓，補氣升陽，固表止汗，對於更年期出汗症狀有一定療效。

3.黑豆腐皮湯

材料：黑豆50克，豆腐皮50克。

做法：同煮湯，加適量油、鹽調味食用。

用法：佐餐食。

功效：有滋養補虛、止汗功效，可治自汗過多及陰虛盜汗等症。

日常保健

按摩法

選取然穀、中府、湧泉、太溪、照海等穴位，每天早晚按摩，按摩穴位時最好能有酸麻脹痛的感覺，或者有氣傳導的感覺，這樣效果會更好。此法適用於陰虛火旺引起的盜汗，除盜汗之外，一般還會有心煩失眠，兩顴發紅，手腳心熱，下午潮熱，口渴，想喝水，小便黃，大便乾等伴隨症狀。

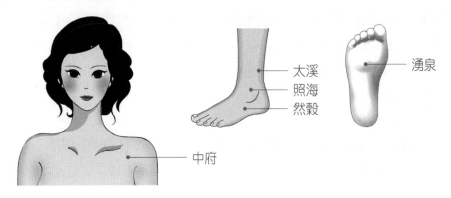

太溪
照海
然穀
湧泉
中府

生活提醒

1.患者要自尋快樂，增強免疫力，經常歡笑可使各個器官產生協調一致的振動，使精神處於興奮的狀態，促進人體分泌對身體健康有好處的激素。

2.多運動能促進血液循環，改善心肺，大腦的功能，使體內脂肪能夠大量的消耗，加快新陳代謝，使身體更加健康。

3.患者的被褥、鋪板、睡衣等，應經常拆洗或晾曬，以保持乾燥，應經常洗澡，以減少汗液對皮膚的刺激。

4.在條件允許時，適當調節一下居住環境的溫度與濕度，如陰虛血熱者的居住環境就應稍偏涼一些。

5.重症盜汗且長期臥床的病人，家屬應特別注意加強護理，避免發生褥瘡。還要注意觀察病人的面色、神志、出汗量大小，如有特殊改變要及時向醫生報告。

心悸心慌

心悸主要表現為心跳突然間加快，心前區有憋悶的感覺。心悸症狀持續時間通常比較短，1～2分鐘即可恢復正常，有時伴隨熱潮紅一同發生，有時單獨發生。心悸和熱潮紅一樣，也是由於體內雌激素大量減少造成的。女性朋友們不必對其產生畏懼的心理，在日常生活中多注意一些細節，可減少心悸症狀的發生。

對症食療

1.大蒜粥

材料：粳米100克，紫皮蒜30克。

做法：將紫皮蒜剝皮，放入沸水中煮1分鐘後撈出，再將粳米煮

粥，待粥熟後加入蒜瓣略煮。

用法：可早、晚食用。

功效：緩解更年期心悸心慌。

2.芹菜大棗湯

材料：芹菜根5個，大棗10顆。

做法：上料共煮湯。

用法：食棗飲湯，每日2次。

功效：緩解更年期心悸心慌。

日常保健

1.捏腋前法

將一隻手的拇指放在對側腋前，其餘四根手指放在腋窩中，對合用力捏拿腋前肌肉1分鐘，雙側交替進行。可活血通絡，疏經止痛，緩解更年期心悸症狀。

2.兩穴按壓法

郄門穴位於手臂正面中央，手腕和手肘的中間。用拇指持續按壓3～5秒鐘，休息1～2秒鐘，再持續按壓。反復做3～5次。

膻中穴也是緩解心悸心慌的大穴，將右手掌掌根緊貼位於雙乳間的膻中穴，用適當力度先順時針後逆時針各揉1分鐘，以局部發熱為度，可寬胸理氣，緩解心悸。

生活提醒

1.大豆及豆製品所含的植物性雌激素有利於緩解和減少心悸症狀，山藥和牛蒡有利於促進雌激素的分泌，蓮子有安神養心作用。更年期女性可適當多吃這些食物。

2.緊張的情緒會直接影響到心臟的狀態，從而增加心悸發生的機率。因此，在更年期期間，應適當調慢生活節奏，讓自己生活得更從

容，使心臟處於一種平和、寧靜的狀態。

3.瑜伽、太極拳等運動休養方式都有助於人們放鬆身心、舒緩壓力，更年期女性不妨選擇一種適合自己的運動方式，並堅持下去，對改善心悸症狀非常有幫助。

4.腰帶繫得過緊會使腰部以下的血液受阻，下蹲時心臟負擔加重，容易引起心悸。

5.研究發現，養寵物可使心血管的活動節律減慢，有條件的更年期女性不妨一試。

6.如果心悸比較嚴重，各種方法不能有效緩解，建議立即送醫院。

🌿 高血壓

更年期出現的高血壓叫作更年期高血壓，是更年期綜合症中的症狀之一。更年期高血壓主要是由於女性更年期卵巢功能衰退，雌激素分泌減少導致內分泌失調，自主神經功能紊亂，從而導致睡眠不好、情緒不穩、煩躁不安等，引起血壓波動。更年期高血壓症狀一般是收縮壓上升，舒張壓改變較少或沒有，同時伴有眩暈、頭痛、耳鳴、眼花、健忘、失眠多夢等更年期症狀。

對症食療

1.香蕉芒果優酪乳

材料： 芒果300克，香蕉1根，無糖優酪乳半杯，蜂蜜1匙。

做法： 芒果和香蕉去皮，切成小丁，放入果汁機中打成果汁，再加入優酪乳打勻，最後加入蜂蜜調味即可。

用法： 每日1杯。

功效： 降低血壓，潤腸通便。

2.雜糧飯

材料：發芽米60克，小米、紫米各20克，蕎麥、紅薏苡仁、燕麥各30克。

做法：所有雜糧洗淨，先將薏苡仁和蕎麥浸泡2小時，然後與其他食材一起放入電鍋內，加水蒸熟。

用法：每日1小碗。

功效：祛脂降壓。

日常保健

1.按摩降壓法

太沖穴可疏肝理氣，平肝降逆，不讓肝氣升發太過；腎經上的太溪穴補腎陰就是給肝木澆水；大腸經上的曲池穴可以撲滅火氣，降壓效果最好。如果堅持每天按揉這三個穴位3～5分鐘，每次不低於200下，兩個月就會有效果。

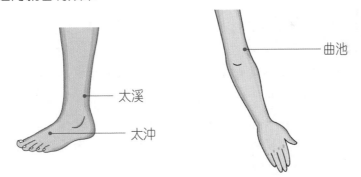

太溪
太沖
曲池

2.泡腳降壓法

用中藥泡腳是比較簡易有效的降壓法，具體方法如下：取鉤藤30克剪碎，放到盆裡煮，不要大火，10分鐘以後端下，稍微涼一點時加一點冰片，然後把雙腳放進去泡20分鐘。長期堅持，就會有明顯的降血壓作用。

生活提醒

1.減少飲食中脂肪的攝入，特別是動物性脂肪，如肥肉、肥腸等。

2.許多富含纖維的蔬菜，如豆芽、蘿蔔、芋頭、海藻、葉菜類、馬鈴薯、黃瓜、青椒等，有助於消化液分泌，增加胃腸蠕動，促進膽固醇排泄，利於降壓。

3.女性到更年期時要注意食鹽的攝取量，輕度高血壓患者，每人每天攝入食鹽量應控制在6～8克以下；有急性高血壓病的人，食鹽應嚴格控制在1～2克以下。像一些鹹菜、腐乳等高鈉食品，應在限制之列。

4.陸上動物性肉類通常含有大量的飽和脂肪，會讓人長胖，因此建議減少陸上動物性肉類食物，可以低脂乳製品類、豆類和魚蝦類為主要蛋白質來源。

貼心叮嚀

　　高血壓患者不適合登山，因為在登山過程中，人體血壓波動較大，尤其是收縮壓易受體位變動的影響，常有人登山時發生體位性低血壓。對於那些年齡較大的婦女來說，其心、腦、腎等器官存在著不同程度的老化和血管硬化現象，登山易引發腦出血、心力衰竭、心肌梗死等併發症。對於那些平日裡就常常感到頭昏、眩暈的女性，更加不適合登山。

🌿 高血糖

　　由於更年期體內激素調節功能紊亂，機體糖耐量降低，胰島素對

血糖的調節作用減弱，加之體力活動減少，所以更年期易血糖上升，甚至引發糖尿病。目前認為，更年期糖尿病多與肥胖（特別是長期肥胖）、體力活動減少及應激有關。因此，進入更年期可以通過控制飲食、積極參加體力活動和運動來防止身體發胖，控制體重和減肥是防治糖尿病的重要措施之一。

對症食療

1.苦瓜燉豆腐

材料：苦瓜250克，豆腐200克。

做法：苦瓜洗淨切片，食油燒開後，將瓜片倒入鍋內煸炒，加鹽、醬油、蔥花等作料，加水，放入豆腐一起燉熟。淋香油調味。

用法：隨飯食用。

功效：降血脂，降血糖。

2.素燒冬瓜

材料：冬瓜100克，植物油5克，鹽2克，香菜5克。

做法：冬瓜去皮切成長方塊，將香菜洗淨切段。油鍋燒熱後，下冬瓜煸炒，待半熟，稍加水，蓋上鍋蓋燒開，加香菜和鹽調味即成。

功效：消脂利尿，降低血糖。

日常保健

抱腹顫動法

通過抱腹顫動可達到調整陰陽，調和氣血，疏通經絡，益腎補虛，清泄三焦燥熱，滋陰健脾等功效，進而控制血糖升高。具體方法如下：雙手抱成球狀，兩個小拇指向下，兩個大拇指向上，兩掌根向裡放在大橫穴上（位於肚臍兩側一橫掌處）；小拇指放在關元穴上（位於肚臍下4個手指寬處）；大拇指放在中脘穴上（位於肚臍上方一橫掌處）。手掌微微往下壓，然後上下快速地顫動，每分鐘至少做150

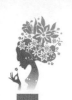

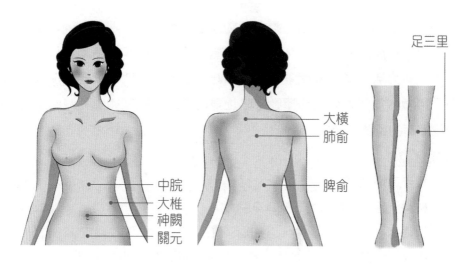

足三里

大橫
肺俞

脾俞

中脘
大椎
神闕
關元

次。此手法應在飯後30分鐘，或者睡前30分鐘做，一般做3～5分鐘。

生活提醒

1.適當的運動能提高肌肉對胰島素的敏感性，降低循環甘油三酯的水準，增加高密度脂蛋白膽固醇的水準。

2.飲食要堅持低脂肪為主，以複合碳水化合物、蔬菜、水果和可溶性纖維為主，嚴格限制精製糖，如蔗糖、葡萄糖等的攝入，總脂肪的攝入應小於每日熱量的30%。

3.餐後如有饑餓感，可進食低熱量高纖維食物，如食用含糖少的蔬菜，用水煮後加一些佐料拌著吃。

4.酒精能產生熱能，但是酒精代謝並不需要胰島素，因此少量飲酒是允許的，但一定不要過量。

5.由於茶葉中含有能抑制胰島素合成的物質，同時也含有能除去血液中過多糖分的多糖類物質，倘若用開水或溫開水泡茶，就使茶葉中的多糖類物質受到嚴重破壞而降低療效。因此，糖尿病患者飲茶時，最好是用冷開水浸泡。

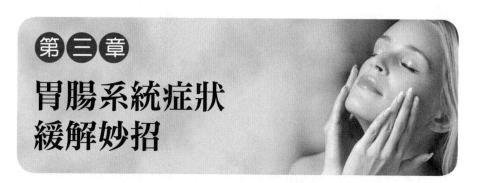

第三章
胃腸系統症狀
緩解妙招

🌿 便秘

女性進入更年期以後，腸道趨於老化，很容易出現便秘的情況。便秘說起來不算個病，但危害還是蠻大的。首先，積存在體內的糞便，會放出有毒物質，讓人食欲不佳、腹脹或痛，呃逆噯氣等。此外，它還會誘發痔瘡、肛裂等多種問題。尤其對更年期女性來說，糞便積聚在腸內，壓迫生殖系統，會誘發各種婦科病，加重更年期病情。

對症食療

1.當歸茶

材料：當歸20克，水7杯。

做法：當歸洗淨，切片，加水用大火煮；燒開後，改為小火，再煮15分鐘；待到香味散出時，把當歸撈出即可。

用法：代茶飲

功效：刺激腸胃蠕動，使排便潤滑，尤其對更年期便秘有特殊療效。

2.麻子仁粥

材料：麻子仁20克，大米100克，白糖適量。

做法：麻子仁揀乾淨，放入鍋中，加清水適量，浸泡5～10分鐘

後，水煎取汁，加大米煮粥，待熟時調入白糖，再煮一、二沸即成。

用法：每日1劑，連續3～5天。

功效：潤腸通便，滋養補虛，適用邪熱傷陰，或素體火旺，津枯腸燥所致的大便秘結。

日常保健

1.揉臍法

人體肚臍這個位置叫神闕穴，神闕穴對人體相當重要，被認為隱含著先天的資訊，日常多揉一揉肚子，點一點神闕穴是很有保健功效的。具體的方式是：在肚臍的上邊蓋一層薄布，用手指一上一下的點按，然後輕微的揉動，繞著肚臍，按照逆時針的方向慢慢揉動。隨著點按和揉推，便秘就會有所改善。

2.舒暢通絡操

首先，身體坐直，叉開虎口插在腰間，虎口處用力，肌肉處於緊張狀態，在腰間上上下下地按摩。這個動作可以幫助按摩腰部穴位和神經，起到輔助作用。

接下來，用大拇指指腹按住肋骨交匯的「心窩」處，順著人體總心線從下往上推，一直推到鎖骨的中心交匯處。這個動作有助於舒緩胸中、胃中聚集的鬱結之氣。可以在排泄的同時完成，能夠有效幫助排泄腹中污垢。

生活提醒

1.最佳的排便時間是在清晨睡醒之後，這樣能及時把前一天的身體廢物和毒素排出，達到預防便秘的效果。

2.排便時最好不要看書報、打電話、聊天等，研究表明，排便時兼做其他事會阻礙排泄的自然反應，所以要特別注意。

3.喝水最好飲用當天燒開後自然冷卻的溫開水，每天最少要喝8～

10杯,或者喝一些綠茶,並且要堅持每天睡覺前和早起後各飲一杯白開水。

4.水果中含有大量纖維素,能增加腸胃活動量,使排便較為順暢。香蕉、奇異果有促進胃腸蠕動、清潔腸道的作用。

 貼心叮嚀

便秘的人走路時,應該盡可能加大腰和胯部的轉動,可以把自己想像成模特兒正在臺上走秀一樣,走彈跳量大的貓步,這也能對腹腔進行一定的按摩,加強內臟的運動,特別是刺激了腸胃的蠕動,從而促進各個器官對營養的吸收和腸道蠕動以促進排泄,可以說,這種走路方法對腸胃功能紊亂、消化不良引起的便秘有非常明顯的療效。

🌿 反胃

反胃是指進食後脘腹悶脹、宿食不化、朝食暮吐、暮食朝吐為主要臨床表現的病症。多由飲食不節、酒色所傷,或長期憂思鬱怒,使脾胃功能受損,以致氣滯、血瘀、痰凝而成。更年期女性由於腸胃功能變差,也容易出現反胃的情況。

對症食療

1.白菜粥

材料:大米200克,白菜300克,雞蛋2個,蔥、薑、鹽、醬油各適量。

做法:大米淘淨浸泡1小時,白菜取心切細絲,薑、蔥分別切絲,

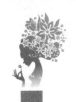

雞蛋打散備用。油鍋燒熱，放入蔥、薑爆炒出香味，然後放入白菜，倒入醬油，不斷翻炒，當白菜絲快要炒熟時放入鹽，拌勻後盛出備用。另取一鍋，將大米熬粥，熟後加入雞蛋液和白菜絲，攪拌均勻即可。

　　用法：早晚食。

　　功效：適用於更年期反胃、消化不良。

2.木瓜銀耳糖水

　　材料：木瓜半個，銀耳1朵，枸杞子、冰糖適量。

　　做法：銀耳用冷水泡發，去蒂，撕小朵；枸杞子泡軟；木瓜去皮去籽，切成小塊。先將銀耳放入砂鍋中，加水用武火煮沸，後調成文火燜煮30分鐘，再加入冰糖繼續煲煮至湯汁黏稠。隨後在湯中加入木瓜、枸杞子，一起煲煮10分鐘即可。

　　用法：每日1次。

　　功效：適用於更年期反胃、消化不良。

日常保健

艾灸療法

　　用艾條直接在中脘穴位置灸半個小時，或者是用暖水袋在中脘穴處捂半個小時。長期腸胃不適的人要堅持調理，每隔幾天就要艾灸一次，連續一個月左右就可以感到胃部舒適感增強了。

生活提醒

　　1.注意調節飲食，戒煙酒等刺激之品，保持心情舒暢。

　　2.平日飲食應該選擇一些容易消化的食物，如軟米飯、蘿蔔、菠菜、南瓜、豆腐、雞蛋、白魚肉、瘦肉等；

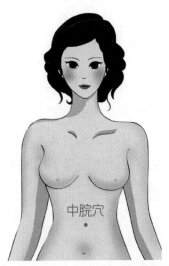

中脘穴

烹飪方式宜清炒、清蒸，避免粗硬食物。

3.定時定量，養成良好的飲食規律是非常重要的。平時容易饑餓的患者可以採取少食多餐的方式，餐間可喝些牛奶、豆漿。

4.腹脹者不宜食用豆類、薯類、牛奶等容易脹氣的食物；反酸者飲食不宜過飽，避免多食堅果、肥肉等高脂肪食物和油炸食物，不宜吃春筍、芹菜等粗纖維食物，忌辛辣、刺激食物，烹飪時不宜放桂皮、花椒等香辛調料。

🌿 口中異味

口中異味，也稱口氣、口臭，主要原因有三種：第一種是因為食物殘留在口腔中發酵，形成腐敗物；第二種是口腔中有炎症，如牙周炎，牙齦炎等；第三種就是人們常說的「腸胃熱、胃火旺」。

研究發現，頑固型口臭的高發人群分為兩類：一是長期熬夜缺乏睡眠者，二是更年期人群。女性到了更年期，常出現月經不調、內分泌紊亂、情緒急躁等更年期綜合症，這些症狀不僅會直接降低人體抵抗力，也會影響其他臟器的正常功能，比如口腔的殺菌、自淨功能會有所退化，所以口臭是更年期女性不可忽視的一個問題。

對症食療

1.薄荷粥

材料：鮮薄荷葉30克，粳米50克。

做法：將鮮薄荷葉洗淨，入鍋內加適量水熬，棄渣取汁待用。將粳米淘淨，加適量水煮至米熟，再加入薄荷葉汁，煮沸即可食用。

用法：每日1次。

功效：除口臭。

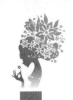
2.綠豆雞蛋花

材料：雞蛋1枚，綠豆20克。

做法：雞蛋打入碗內拌成糊狀，綠豆適量放入陶罐內用冷水浸泡15分鐘，上爐煮沸約1分半鐘（不宜久煮），這時綠豆未熟，取綠豆水沖雞蛋花飲用。

用法：每日早晚各一次，

功效：除口臭，治療口腔潰瘍。

日常保健

按摩法

腳背上有一個內庭穴，它就在第二個腳趾和第三個腳趾間縫紋端的凹陷。點按內庭穴就可以使脾胃的濕熱得到治理，那麼口臭也就慢慢消失了。在按摩內庭穴時，可借助一些頭部圓小的器具，但不

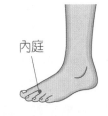

內庭

要過於尖銳，因為用手指在內庭穴進行按摩通常效果不會很好。

生活提醒

1.茼蒿可以利腸胃，通血脈，除膈中臭氣。茼蒿的莖和葉有蒿之清氣、菊之甘香，鮮香嫩脆。有口臭的女士，可用茼蒿煮水飲湯，每天2次。

2.有頑固性口臭的人，應堅持每頓飯後刷牙，平時注意保持口腔濕潤、勤喝水。

3.吃飯時不要吃得過飽，飽食易引起口臭；但空腹時間也不宜過長，長時間空腹同樣易導致口臭。

4.因食用刺激性食物（如大蒜）引起的口臭，可通過嚼茶葉、口香糖或吃幾個大棗的方法來消除。

5.睡眠時間不宜過長，過多的睡眠易導致口臭。

貼心叮嚀

　　很多女性在感到壓力突然增大的情況下，容易在刷牙時引發牙齦出血，並且伴有口臭的症狀。這時要注意緩解自己的壓力，同時到正規口腔醫院去洗牙，然後堅持配合正確有效的刷牙方法。

🌿 胃炎

　　胃炎分急性和慢性兩種，更年期女性多為慢性胃炎。慢性胃炎，輕者可以毫無症狀，只是會在胃部有一點飽脹的感覺，偶爾還會打嗝，如果逐漸發展下去的話，便有可能會出現腹痛、腹脹、食納不香、噁心欲嘔、泛酸水、疲乏無力、消瘦，甚至還會出現消化道出血的症狀。慢性胃炎如果久患不癒的話，有可能發展成潰瘍或者癌變。

對症食療

1.紅棗糯米粥

材料：紅棗10枚，糯米100克。

做法：同煮稀飯。

用法：早晚各服一次。

功效：養胃，止痛。

2.鯽魚糯米粥

材料：鯽魚2條，糯米50克。

做法：上兩味共煮粥食。

用法：早晚各服一次。

功效：補陰養胃，適用於慢性胃炎。

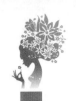
日常保健

按摩療法

第一步：患者取仰臥位，以中脘穴為圓心，用掌根在腹部摩動大約3分鐘。

第二步：患者取仰臥位，兩手分別從兩旁夾住一側的腹直肌，進行提拿，由上到下慢慢進行，一側完畢後轉為另外一側，共持續2分鐘。

第三步：患者取坐位，曲肘，以一手的中指指腹在另外一隻手的曲池穴上進行按揉，按揉1分鐘後換另外一側操作1分鐘。

第四步：患者取仰臥位，兩手的食指分別抵住腹部的天樞穴，開始稍微用力揉動，漸漸開始加力，以自己能夠忍受為度。大約進行2分鐘。

第五步：取坐位，拇指在外握拳，用拇指的指間關節背敲擊同側的足三里穴位，每側敲擊1分鐘，共敲擊2分鐘。

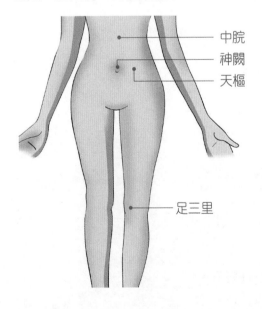

中脘

神闕

天樞

足三里

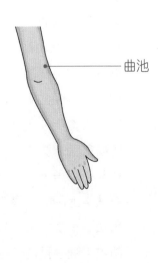

曲池

生活提醒

1.精神抑鬱或過度緊張和疲勞，容易造成幽門括約肌功能紊亂，膽汁反流而發生慢性胃炎。所以，更年期女性首先要有一個好心情。

2.煙草中的有害成分會促使胃酸分泌增加，對胃黏膜產生有害的刺激作用，過量吸煙會引起膽汁反流。過量飲酒或長期飲用烈性酒會使胃黏膜充血、水腫、甚至糜爛，慢性胃炎發生率明顯增高。故應戒煙忌酒。

3.勿將痰液、鼻涕等帶菌分泌物吞嚥入胃，以免導致慢性胃炎。

4.過酸、過辣等刺激性食物及生冷不易消化的食物應儘量避免，飲食要細嚼慢嚥，使食物充分與唾液混合，有利於消化和減少胃部刺激。

5.飲食宜按時定量、營養豐富，多吃富含維生素A、維生素C、B族維生素的食物。忌服濃茶、濃咖啡等有刺激性的飲料。

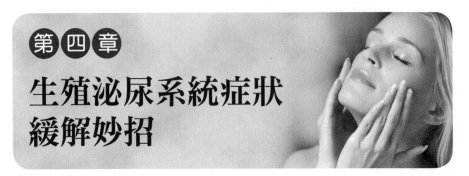

第四章
生殖泌尿系統症狀緩解妙招

🌿 月經不調

　　有人認為，更年期月經紊亂是正常現象，不用調理。其實不然，女性在更年期內出現的一系列症狀全都是源於身體自身調節能力下降導致的平衡失調，而這種不平衡造成的最直接反應就是月經失調，所以調經養血是治療更年期綜合症的首選，同時也是關鍵任務。

　　女性在更年期月經不調的情況極為複雜，有的是週期延長，由正常20～30天變為2～3個月或更長的時間行經一次；有的變為持續性陰道出血，淋漓不斷達1～2個月不止；有的經期長短不一，出血量時多時少；還有的先是短期停經，而後發生子宮出血，等等。

對症食療

1.黑木耳紅棗茶

材料：黑木耳30克，紅棗20枚。

做法：黑木耳和紅棗一同煮湯。

用法：每日1次，連服數次。

功效：能補中益氣，養血止血，主治氣虛型月經出血過多。

2.當歸羊肉湯

材料：當歸、生薑各10克，羊肉片100克。

做法：加水同煮，熟後加鹽。

用法：飲湯食肉。

功效：適宜於月經後延、量少、腹冷痛等症。

日常保健

自我按摩療法

女性在更年期月經不調，可以採用自我按摩的方法來調節，具體共分為四步：

第一步，先用左手掌心疊放在右手背上，然後將右手掌心放在下腹部，先按順時針後按逆時針做環形摩動2分鐘，直到皮膚發熱。

第二步，用右手大魚際按摩腹部關元穴1分鐘。

第三步，兩手分別放兩則腰骶部，自上而下用力搓擦1分鐘，然後兩手叉腰，用拇指按揉同側腎俞穴1分鐘。

第四步，用食指分別點按左右兩側足三里穴各一分鐘，然後用雙手掌心按住同側血海穴，用力按揉1分鐘。

需要特別注意的是，自我按摩在月經期間一定要停止。

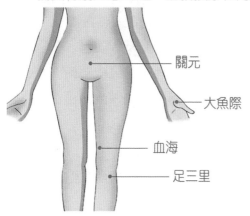
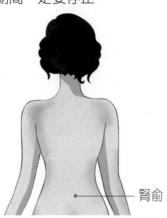

關元

大魚際

血海

足三里

腎俞

生活提醒

1.有關資料表明，每天吸煙1包以上或飲高度白酒100毫克以上的女性中，月經不調者是不吸煙喝酒婦女的3倍，所以更年期女性應當戒煙戒酒。

2.女性夏季貪涼，經期受寒，長期濫用或經常大量使用抗生素等也會引起月經量過少，甚至閉經。

3.保持精神愉快，避免精神刺激和情緒波動，在月經期內出現下腹發脹、腰酸、乳房脹痛、輕度腹瀉、容易疲倦、嗜睡、情緒不穩定、易怒或易憂鬱等個別現象，均屬正常，不必過分緊張。

4.注意外生殖器的衛生清潔，月經期避免性交。

5.女性經期時出現異常現象應考慮去醫院進行檢查，以免耽誤病情。如果持續出血24小時後沒有減少，而且出血量大，或者月經少到沒有，應馬上去看醫生。

🌿 外陰瘙癢

外陰瘙癢是婦科疾病中常見的一種症狀，外陰是特別敏感的部位，婦科多種病變及外來刺激均可引起瘙癢，使人寢食難安、坐臥不寧。外陰瘙癢多發生於陰蒂、小陰唇，也可波及大陰唇、會陰和肛周。多為陣發性發作，一般夜間重。瘙癢重者，可見皮膚抓痕。更年期女性由於雌激素缺乏，導致皮膚缺血，彈力組織減少，再加上陰部萎縮，所以是外陰瘙癢的高發階段。

對症食療

1.馬鞭草蒸豬肝

材料：豬肝60克，馬鞭草30克。

做法：豬肝和馬鞭草切小塊拌勻，用蓋碗裝好放蒸鍋內蒸半小時，取出即可食用。

用法：1次服完。

功效：適用於女性溫熱型外陰瘙癢。

2.蓮子薏仁蚌肉湯

材料：蚌肉120克，蓮子60克，薏苡仁60克。

做法：蓮子去皮，蚌肉切薄，然後將所有材料一同放入鍋中，加入750毫升的水一同烹製，用小火煮一個小時即可食用。

用法：吃肉喝湯。

功效：滋陰清熱止癢。

日常保健

1.淘米水洗陰法

淘米水亦有清熱解毒、潤膚止癢的功效。在淘米水1000毫升中加食鹽100克共煮，煮沸5～10分鐘，水溫適宜後擦洗患處，可以止癢。

2.生薑艾葉水洗陰法

一次多買些生薑和艾葉備用，每次用時取出120克生薑和90克艾葉；先將生薑洗淨帶皮打碎，再同艾葉一同放入鍋中，加入1500毫升的水煮沸約20分鐘，去掉殘渣，將藥液倒入一個乾淨的盆內；先坐在盆上讓熱蒸氣燻陰部，等到水溫適宜時，再用藥水清洗陰部，清洗10～15分鐘就差不多了；每天至少清洗一次，如果情況較為嚴重，可清洗兩次，連續洗三天，陰癢一般就能消失。

生活提醒

1.宜穿寬鬆棉質內褲，保持外陰乾燥、清潔，忌用肥皂清洗外陰。

2.患病後不要搔抓外陰，以防損傷皮膚。

3.禁止盆浴，避免性生活，防止互相接觸傳染。

4.飲食以清淡為主，忌酒辛辣刺激或過敏食物。

5.注意避免情緒的憂鬱和緊張。

🌿 白帶異常

　　白帶是陰道內排出的分泌物，在正常情況下量很少，色白，帶黏性，無臭，內有宮頸分泌的黏液、陰道黏膜的滲出物、子宮和陰道脫落的表皮細胞，以及少量的白細胞和非致病性陰道桿菌等。白帶異常是婦科領域中僅次於月經病的常見病，為婦科四大病症之一。

　　白帶異常除了有白帶過多的症狀，還包括色、質、氣味的變化。白帶的顏色主要呈白色、黃色、赤色等；白帶的質方面主要指白帶變稀或變稠，稀者清如水，稠者如涕如膿；白帶的氣味方面主要為發出腥臭味。女性白帶的分泌量、質地受體內雌、孕激素水準高低影響，所以在雌激素發生變化的更年期容易出現白帶異常。

對症食療

1.米酒蚌肉湯

　　材料：蚌肉150克，少許米酒和生薑。

　　做法：將蚌肉洗淨，生薑榨汁，備用。鍋中放入適量花生油，再將蚌肉放入鍋中翻炒，等到炒出香味後，向鍋中加入2～3匙米酒和1匙薑汁，再加入適量清水燒開，最後用少許鹽調味即可。

　　用法：飲湯食肉。

　　功效：滋陰清熱、補益虛損，適用陰虛內熱、久病虛損及無病強身的女性食用。

2.白果蒸雞蛋

　　材料：一個雞蛋，兩枚白果。

做法：先將雞蛋的一端敲開一個小口，再將白果去殼，研成粉末，放入雞蛋中，用紙封住雞蛋的小孔。將雞蛋口朝上放入小碗內，保持不倒，上籠，加水，蒸熟後食用。

　　用法：每天食用一次即可。

　　功效：補血收斂，對於改善白帶過多的症狀非常有效。

日常保健

1.按揉帶脈法

　　兩手中指分別按於兩側帶脈穴處，順時針方向按揉2分鐘，以有酸脹感為度。此法可治療月經不調、白帶過多、白帶氣味腐臭、疝氣、腰背無力、胸脅疼痛等。

2.按揉子宮法

　　取坐位或仰臥位，用雙手拇指分別按於兩側子宮穴，先順時針方向按揉2分鐘，再點按半分鐘，以局部感到酸脹並向整個腹部放散為好。此法可治療白帶異常、痛經、月經不調等婦科病症。

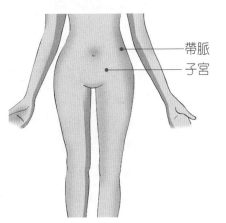

帶脈
子宮

生活提醒

　　1.有些女性擔心白帶弄髒內褲，平日總是用衛生護墊，這種做法很容易造成外陰孳生大量細菌，很不可取。所以，不在月經期儘量不要用衛生護墊。不要穿緊身尼龍內褲，最好選擇棉質內褲。

　　2.每天晚上要用清水洗淨外陰，更換內褲，最好不要用各種藥液清洗陰道，以免破壞陰道的內環境，導致陰道炎。

　　3.要經常運動，增強體質；保證充足的睡眠；多食富含維生素的

食物；學會調節自己的情緒，心情愉快時免疫力會增強。

 貼心叮嚀

白帶異常可預示各種疾病：

1.膿性白帶：多見於陰道炎患者，也可見於宮頸糜爛、慢性盆腔炎、子宮內膜炎患者及因淋球菌感染所致的性病患者。

2.白色乳酪狀白帶：白帶呈白色、黏稠的乳酪狀，伴有外陰奇癢，見於真菌性陰道炎患者，多為白色念珠菌感染，糖尿病患者及長期應用廣譜抗生素者易患此症。

3.黃色泡沫狀白帶：白帶色黃、呈泡沫狀，伴有外陰瘙癢、疼痛、有惡臭等症狀，見於滴蟲性陰道炎。

4.血性白帶：生育期的婦女血性白帶伴性交痛，應考慮宮頸炎；若發生於中老年，可能是老年性陰道炎、宮頸息肉或宮內節育環的原因。

5.絕經後血水樣膿性白帶：俗稱「倒開花」，白帶惡臭，呈膿血樣，並伴有不規則陰道流血，應警惕子宮內膜癌的發生。

6.黃色水樣白帶：白帶色黃，呈有惡臭，水樣，伴有月經過多，應高度懷疑黏膜下子宮肌瘤。

性交疼痛

醫學研究，更年期保持一定規律的性生活是很有好處的，但很多人之所以會拒絕性生活主要還是因為性交疼痛。調查發現，亞洲75%的更年期婦女在性交過程中有著陰道疼痛、不適的情況。更年期女性在性交時陰道或整個陰部疼痛，有時也會使小腹受牽連，並使胸部兩

側乳房疼痛，有時疼痛難以忍受，無法完成性交。導致性交疼痛的原因是多樣的，有可能是陰道狹窄、前庭大腺發炎、急慢性盆腔炎或子宮內膜異位症、靜脈曲張等。不過，對於更年期女性來講，最常見的原因則是因為雌激素減少，導致陰道乾澀引起的。

對症食療

1.豬肝豆腐湯

材料：豬肝50～100克，豆腐250克，精鹽、薑、蔥等調味料各適量。

做法：豬肝洗淨切薄片，豆腐切厚片；將食材一起放入鍋中，加水煮熟，調入準備好的調味料即成。

用法：食用時除了要吃豆腐和豬肝，還要喝湯，每週食用3～4次，一般1個月左右就會見效。

功效：補充雌激素，潤滑下體。

2.羊腎肉蓯蓉湯

材料：一對羊腎，50克肉蓯蓉。

做法：羊腎洗淨剖開去除臊腺，放入鍋中加水，等到水煮沸後再放入洗淨的肉蓯蓉，用小火慢燉2～3小時，最後加入胡椒等調味料即可。

用法：喝湯、吃羊腎，每週使用3～4次，基本1個月就會有療效。

功效：補充雌激素，潤滑陰道。

日常保健

1.按摩居髎法

女性經常按摩居髎穴，就能激發性欲，促進卵巢雌激素分泌，從而改善陰道乾澀狀況。居髎穴位於女性的髖部，在當髂前上棘與股骨大轉子最凸點連線的中點處。按摩要用推的手法，要側著推，往中間

推，往大腿根部推。

其實，這個按摩也可以由女性的性伴侶來做，可刺激女性性慾。對很多女性來說，這個部位甚至比乳房還要敏感。

2.陰道肌肉鬆弛法

女性可以在腹部、大腿內側和陰道口肌肉做連續收縮和放鬆活動，使其對肌肉的鬆緊有控制感。方法是女性將手指尖插入陰道口，

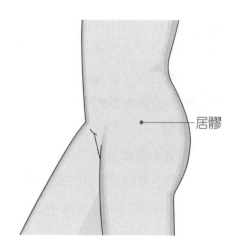

居髎

體驗陰道肌肉的收縮與鬆弛。通過對肌肉進行反復「收縮-放鬆」的循環訓練，有利於消除性交疼痛。

生活提醒

1.性交前，男性可通過前戲、觸摸及親吻等方式，喚起女性的感情需要，激起性興奮。

2.情緒或低落、煩躁，或激動、敏感，心理壓力大，這些都是導致性交疼痛的不良心理因素，要儘量杜絕。

3.為了達到健康的性生活，性交前不妨在陰道口塗些雌激素軟膏或潤滑劑。

🌿 尿失禁

在生活中，有不少更年期內女性只要打噴嚏、咳嗽、大笑或腹部用力時，就會不由自主地漏尿，讓這些人非常痛苦。尿失禁雖不會致命，卻嚴重影響患者的生活品質。許多患者為此不敢參加社交活動，給

更年期女性帶來了身體上的痛苦和心理上的壓力，嚴重影響身心健康。

對症食療

1.黨參核桃仁湯

材料：黨參18克，核桃仁15克。

做法：加適量水，濃煎。

用法：飲湯，食核桃仁。

功效：益氣固腎，對更年期腎虛致小便失禁有顯著療效。

2.三味茶

材料：龍眼肉15克，炒酸棗仁12克，芡實10克。

做法：加適量水煎汁。

用法：代茶飲。

功效：有養血安神、益腎固本精縮尿作用，可治由更年期心陰虛損、心腎不交而導致的失眠、小便失禁等症狀。

日常保健

功能訓練法

1.間斷排尿練習：在每次排尿過程中，病人控制暫停排尿3～5秒鐘後再繼續將尿液排出。

2.提肛練習：病人取立、坐或側臥位，與呼吸運動相配合。深吸氣時，慢慢收縮尿道口和肛門，此時病人感到尿道口和肛門緊閉，並有使肛門向上提的感覺，接著屏氣5秒鐘，然後呼氣時慢慢放鬆尿道口和肛門。這樣每次連續收縮、放鬆練習10下，每天練習3次。

上述兩種練習方法都是對盆底肌和尿道括約肌的收縮練習，從而增強了膀胱和尿道括約肌的收縮力，不至於腹部壓力一升高就出現尿失禁。患者在進行上述練習時一定要持之以恆，一般要練習3～6個月才能見效。

生活提醒

1.女性在絕經後繼續保持有規律的性生活，能明顯延緩卵巢合成雌激素功能的生理性退變，降低壓力性尿失禁發生率。

2.飲食要清淡，多食含纖維素豐富的食物，防止因便秘而引起的腹壓增高。

3.要注意衛生，保持皮膚清潔乾燥，經常清洗會陰部皮膚，勤換衣褲、床單、襯墊等，從而防止尿道感染。

4.患者要保持樂觀、豁達的心情，學會調節情緒，否則會加重病情。

🌿 陰道炎

陰道炎主要是指陰道黏膜及黏膜下結締組織的炎症。正常健康的女性由於自身的生理特點，陰道對病原體的侵入是有自然防禦功能的，但當陰道的自然防禦功能遭到破壞時，病原體就很容易侵入，導致陰道炎症。一般女性絕經後就容易患上老年陰道炎，所以女性在絕經後一定要關注自己陰道的健康，及時發現問題，及時解決。這類陰道炎，往往會出現陰道分泌物增多，分泌物呈水狀或者膿狀，偶爾會帶血等現象。女性還會感到外陰瘙癢難耐，有時還會伴有灼熱感。尿頻、尿痛也會隨之出現。

對症食療

1.山藥瘦肉湯

材料：淮山藥30克，豬瘦肉250克，魚鰾15克。

做法：淮山藥、豬瘦肉洗淨切塊；魚鰾用水浸發，洗淨，切絲；將全部用料一起放入鍋中，加入適量清水，用大火煮沸後，改用小火

煲兩個小時，調味後即可。

用法：食肉飲湯。

功效：澀精止帶，治療陰道炎。

2.馬齒莧白果湯

材料：鮮馬齒莧60克，白果仁7個，雞蛋3個。

做法：將蛋黃和蛋清分開，只用蛋清；將新鮮馬齒莧和白果仁混合搗爛，再用雞蛋清調勻；用煮開的沸水沖開即可服用。

用法：需要注意的是服用此方時一定要空腹，每天服用一劑，連續服4～5天就可見效。

功效：清熱利濕，殺蟲止癢。

日常保健

1.中藥外洗法

取蘆薈6克，蛇床子和生黃檗各15克。將這三味藥煎水，洗淨陰部後，仰臥，用醫用的線紮棉球蘸著煎好的藥水塞入陰道內。每晚使用一次，連續使用三天可見效。

2.茶包冷敷法

將平時家裡喝茶剩下的茶包放進冰箱，待到冷卻後敷在患病處即可。茶包之所以能夠治療陰道炎是因為茶中含有一種叫作單寧酸的成分，它又叫作鞣酸，對病菌和病毒具有一定的殺滅作用，可以消除陰道炎症，改善陰道瘙癢的症狀。

生活提醒

1.每天保證充足的睡眠，不要熬夜，否則會降低身體對疾病的抵抗能力。

2.注意把握好性生活頻率，每週性生活超過3次者，尿道感染發生率大為增高，在夏季這一特殊階段裡要適當減少次數。

3.經常清洗外陰和肛門，清洗時要講究順序，先洗外陰再洗肛門，切不可反其道而行。毛巾及盆要專人專用，否則細菌很容易侵入尿道口。

4.調查發現，人的雙手帶有大量病原微生物，如衣原體、支原體等，它們可通過解手這一環節侵入尿道引起感染，所以要養成便前洗手的習慣。

乳腺增生

乳腺增生是指乳腺上皮和纖維組織增生，乳腺組織導管和乳小葉在結構上的退行性病變及進行性結締組織的生長，乳腺癌的發病率跟乳腺增生有直接關係。近年來，乳腺增生發病率不斷上升，更年期女性已經成為乳腺增生好發人群。

為什麼更年期女性易得乳腺增生呢？這是因為很多女性在出現更年期綜合症時採用激素治療，然而激素治療更年期綜合症容易導致內分泌失調，從而成為乳腺增生的發病原因。另外，更年期女性的內分泌很容易受到情緒和心態的影響，這也是更年期女性易得乳腺增生的原因。

對症食療

1.海參烏雞湯

材料：發海參100克，烏骨雞半隻，龍眼肉35克，生薑2片，冬菇5枚，鹽適量。

做法：所有材料洗淨、入鍋，加水煲湯，再加鹽調味即可。

用法：分2次溫服。

功效：適用於身體較為虛弱的婦女，有助補益氣血，不僅對乳房

有保健作用，且有一定的預防婦科腫瘤作用。

2.海帶綠豆薏米湯

材料：海帶70克，生薏苡仁65克，綠豆70克，冰糖70克。

做法：材料洗淨入鍋，加水煮好後晾涼，放入冰箱製成冷飲。

用法：每天1劑，可於整個夏令飲用。

功效：適於夏令天氣炎熱時服用，不僅有防暑降溫作用，對乳房保健也有裨益。

日常保健

敷臍療法

處方：蒲公英、木香、當歸、白芷、山梔、薄荷各30克，紫花地丁、瓜蔞、黃芪、鬱金各18克，麝香4克。

用法：諸藥研細末，用酒精清洗肚臍部後擦乾，填塞藥粉0.5克，用棉花輕揉按壓，膠布固定，3天換藥1次，8次為1個療程。

禁忌：月經過多及功能性出血者忌用。

生活提醒

1.海帶裡面含有大量的碘，它可以抑制催乳素的釋放，因此常吃海帶可有治療乳腺增生的效果。

2.保持乳房清潔，經常用溫水清洗，注意乳房腫塊的變化。

3.禁止濫用避孕藥及含雌激素美容用品，不吃用雌激素餵養的雞、牛肉。

4.調節內分泌失調，保持大便通暢會減輕乳腺脹痛，對乳腺增生有預防作用。

5.改變飲食習慣，防止肥胖，少吃油炸食品、動物脂肪、甜食及過多進補食品，要多吃蔬菜水果，多吃粗糧。黑、黃豆最好，還可多吃核桃、黑芝麻、黑木耳、蘑菇。

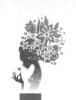

貼心叮嚀

自我檢測乳腺增生

通過自我檢查對乳腺疾病的發現有著決定作用，女性朋友瞭解一些乳房自我檢查的知識尤為重要。以下四個簡單步驟可方便女性朋友們進行自我檢測。

看：面對鏡子雙手下垂，仔細觀察乳房兩邊是否大小對稱，有無不正常突起，皮膚及乳頭是否有凹陷或濕疹。

觸：左手上提至頭部後側，用右手檢查左乳，以手指之指腹輕壓乳房，感覺是否有硬塊，由乳頭開始做環狀順時針方向檢查，逐漸向外拓展約三四圈，至全部乳房檢查完為止，用同樣方法檢查右乳房。

臥：平躺下來，右肩下放一個枕頭，將右手彎曲至頭下，重複「觸」的方法，檢查右邊乳房。

擰：除了乳房，亦須檢查腋下有無淋巴腫大，最後再以大拇指和食指壓擰乳頭，注意有無異常分泌物。

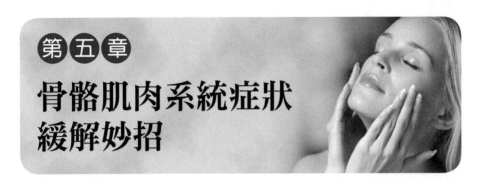

第五章
骨骼肌肉系統症狀緩解妙招

骨質疏鬆

骨質疏鬆症是一種「靜悄悄的流行病」，臨床資料顯示，約有75%的骨質疏鬆患者沒有及時得到治療。更年期女性是骨質疏鬆的高危人群，調查發現，女性患骨質疏鬆症的危險是男性的兩倍。

女性35歲骨量達到高峰，進入更年期後骨質會快速流失，這是因為更年期女性雌激素和孕激素急劇下降，甲狀旁腺激素的促骨骼排鈣作用相對增強，人體大量骨鈣分解入血，再從尿液中排出，造成更年期女性骨質疏鬆。值得注意的是，骨質疏鬆早期可能無明顯症狀，骨量在無聲無息中流失。當出現疼痛，常見胸部和下腰段疼痛，並伴有關節酸痛、四肢酸麻、兩膝酸軟無力等症狀，須及時作骨密度檢查。

對症食療

1.桑葚牛骨湯

材料：桑葚25克，牛骨500克，黃酒、白糖、生薑、蔥各適量。

做法：將桑葚洗淨，加黃酒、白糖少許蒸製；另將牛骨置鍋中，水煮，開鍋後去浮沫，加入薑、蔥再煮。見牛骨發白時，加入已蒸製的桑葚。開鍋後去浮沫，調味後即可飲用。

更年期養得好，百病消、人不老

用法：佐餐食。

功效：滋陰補血，益腎強筋。適用骨質疏鬆症、更年期綜合症，對肝腎陰虧引起的失眠、頭暈、耳聾、神經衰弱等也有療效。

2.烏豆豬骨湯

材料：烏豆30克，豬排骨300克。

做法：將烏豆洗淨、泡軟，與豬骨同置鍋中，加水煮沸，改小火慢熬至烏豆爛熟，調味後飲用。

用法：佐餐食。

功效：補腎活血，祛風利濕。適用更年期骨質疏鬆、風濕痺痛等。

日常保健

按摩療法

用按摩方法，刺激身體相應穴位可達到益氣健脾、補腎壯骨的功效，具體方法為：選取內關、太淵、合谷三個穴位，每個穴位各按摩50～100次，堅持每天按摩1次，不要間斷。

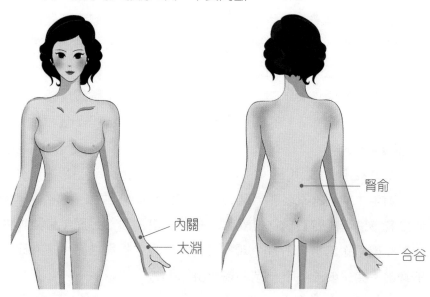

內關
太淵
腎俞
合谷

生活提醒

1.人到中年，尤其婦女絕經後，骨流失量加速進行。此時期應每年進行一次骨密度檢查，對快速骨量減少的人群，應及早採取防治對策。

2.除了骨頭湯之外，平時可多吃一些堅果，像核桃仁、花生仁、腰果，有很強的補腎壯骨作用。

3.骨質疏鬆患者運動不當可能發生骨折或損傷關節。輕、中度病人可多參加直立著地運動，重度病人應根據醫生指導進行特殊形式的運動，臥床病人做被動運動。

4.多接受日光浴，不吸煙、不飲酒、少喝咖啡、濃茶及含碳酸飲料，少吃糖及食鹽，動物蛋白也不宜過多。

貼心叮嚀

美國研究發現，長期飲用咖啡達每天2杯以上的婦女，不管其年老、肥胖程度如何，她的髖骨以及脊椎骨的密度都比不常飲用咖啡的同齡人低。這是因為咖啡因易與人體內游離的鈣結合，然後經尿排出。人體內游離鈣的減少常常引起體內結合鈣的分解，從而導致骨質疏鬆。

腰酸背痛

對更年期女性來說，腰酸背痛其實是骨質疏鬆的早期症狀。這種酸痛感多是由於豎脊肌持續緊張造成的，早期的骨質流失多發生在脊椎，在重力作用下，脊椎骨有被壓縮的傾向，使人感到似乎彎腰駝背更舒服一些，但人們在生活中常常必須站直，這樣一來，豎脊肌就必

須持續緊張來對抗這種壓縮傾向，久而久之，肌肉持續收縮不緩解，就會造成腰酸背痛。

對症食療

1.韭菜炒蝦米

材料：韭菜60克，蝦米30克，黃酒、植物油各適量，鹽少許。

做法：起油鍋，倒入韭菜、蝦米炒熟，將熟時淋上黃酒、加鹽調味即可。

用法：黃酒送服，每天一次。

功效：壯腰益腎，活血止痛，還可治療急性腰扭傷。

2.千年健九節茶

材料：千年健130克，九節茶90克。

做法：兩味藥一起研成細末備用。每次喝時取出15～20克，放在保溫瓶裡，倒入適量沸水，燜上20分鐘即可。

用法：代茶飲，每天喝一到兩次。

功效：祛風除濕，壯筋骨，止痛消腫，治療慢性腰痛。

日常保健

外敷法

準備齊生草烏10克，生川烏10克，三七20克，馬錢子12克，醋適量，把前四味藥研成細末，再用醋調勻，敷在患處就可以了。此方可有舒筋活絡的作用。

生活提醒

1.腰疼的人應選擇硬度適中的床墊，要能支撐起腰部，不要太軟而讓腰部陷下去。

2.不正確的姿勢會使椎間盤壓力增大、肌肉緊張、關節受損。所以，保持良好的姿勢對防止腰背疼痛非常重要。

3.如果身體柔韌性不夠，腰部損傷可練習瑜伽、打太極拳等活動來增強身體柔韌性，緩解腰部肌肉緊張。

4.在採取坐姿時應用小枕頭墊在腰部，每隔半小時可以去掉小枕頭5分鐘，這樣能讓腰部經常變換位置。坐得太久了應起來走動一會兒，並做伸腰動作，讓腰部肌肉得到休息。

5.更年期女性還要控制好體重。體重增加通常是不知不覺，自身並不能意識到超重對身體的影響。但設想一下，如果讓你每天背著五公斤的包袱會是什麼感覺？

牙痛

女性更年期前後，隨著骨骼中鈣質流失，牙槽骨出現疏鬆和萎縮，其結果就是牙齒周圍骨質萎縮，其表面的牙齦也出現退縮，牙根逐漸暴露出來，牙齒遇到冷熱酸甜就會感到疼痛，暴露的牙根還容易發生齲齒，所以在更年期前後，婦女特別容易發生口腔牙病。

對症食療

1.生薑粥

材料： 生薑片3片，粳米50克。

做法： 粳米淘洗淨，煮粥，粥熟後加入生薑片，略煮片刻即可。

用法： 空腹趁熱食用。

功效： 辛溫散寒，適用於寒凝牙痛。

2.三花茶

材料： 金銀花、野菊花各20克，茉莉花25朵。

做法： 三種花洗淨，用開水沖泡。

用法： 代茶飲。

功效：清熱解毒，適用於胃火牙痛。

日常保健

按摩下關法

我們張開口時，在耳朵前邊會有一個凹陷的地方，咬牙時會突起，這就是下關穴。下關穴附近是顳部的神經，這個穴位治療牙疼特別管用。一般疼痛時在穴位附近找到一個痛點，按順時針方向按揉幾十

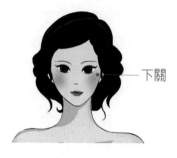

下關

圈，再按逆時針方向按揉幾十圈，就會明顯地感到疼痛在化解。長期牙疼的人，每天這樣做2～3次，有很好的保健效果。

生活提醒

1.多吃富含維生素的新鮮水果和紅、黃、綠色蔬菜，適當飲用有清熱解毒作用的綠茶、綠豆湯等。吃些清胃瀉火、涼血止痛的食物，如牛奶、貝類、芋頭、南瓜、西瓜、荸薺等。

2.忌辛辣、刺激性食物，如辣椒、洋蔥等；不要吃粗糙、堅硬以及煎炸燻烤類食物，否則易損傷牙齒，刺激牙髓。

3.注意口腔衛生，養成「早晚刷牙，飯後漱口」的良好習慣。

4.脾氣急躁，容易動怒會誘發牙痛，故宜心胸豁達，情緒平和。

關節痛

統計資料顯示，更年期女性中約有24%的人會出現關節疼痛的症狀，尤其是膝關節。更年期女性關節疼痛的發生率，比同年齡段的男性高出5倍之多，因此，有人把這種疼痛稱之為更年期關節炎。更年期關節痛的主要表現為：關節部位出現腫脹和疼痛，有的持續1～2個月

後會自動消失，有的會持續很久。

對症食療

1.骨刺歸紅酒

材料：當歸、小血藤各80克，紅花、制首烏各50克，白酒3千克。

做法：將藥材加酒按冷浸法浸漬10天或11天即可。

用法：每天2次，每次飲用1小杯。

功效：補血活血，對於關節疼痛、肢體麻木的血虛症有不錯的療效。

2.獨活茶

材料：獨活20克。

做法：將獨活用水煎煮後代茶飲。

用法：每日代茶飲。

功效：祛風、除濕、散寒、止痛。

日常保健

蹺腿法

方法如下：端坐在椅子上，蹺起「二郎腿」，注意要把患病的一條腿放在上面。首先慢慢把膝關節伸直，再將之慢慢屈曲，像這樣慢慢地反復屈伸，每天做一次，每次屈伸50下，可以對膝關節起到治療和保健的作用。如果覺得坐在椅子上蹺腿不方便，也可以躺在床上，將雙腿抬高，像踩單車一樣反復活動兩個膝關節，注意動作要緩慢。

生活提醒

1.潮濕的環境有助於某些病原菌生長，與關節炎的發病有一定關係。因此，平時應注意衛生，保持居室通風和空氣良好，防潮、保暖。

2.營養缺乏可能導致關節炎加重，而營養過剩、肥胖則可誘發或

加重痛風性關節炎、骨關節炎，因此，科學合理的飲食可預防某些關節炎的發生，如減少攝入動物內臟、海鮮、禽肉、豆類等富含普林的食物，能有效預防痛風性關節炎。

3.吸煙人群罹患類風濕關節炎的機率明顯升高，戒煙是預防類風濕關節炎的措施之一。

4.臨床資料顯示，很多更年期女性都是在經歷了負面的生活事件後出現了關節痛。因此，保持樂觀、穩定的心態，有利於預防由自身免疫病引起的關節痛。

第五篇

女人更年更美麗——
更年期抗衰養顏金方案

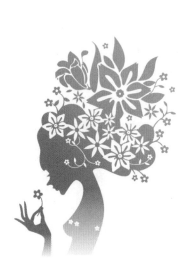

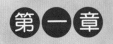

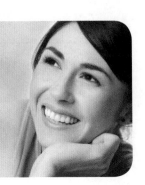

精心護理，
更年期擁有完美秀髮

養護頭皮，給秀髮一片肥沃的土壤

　　女人進入更年期以後，由於雌激素減少，頭髮很容易變得枯黃、變白，乃至脫落。頭髮出問題，首先是頭皮出了問題。頭皮與頭髮的關係就好像土壤與作物的關係一樣，彼此之間有著絕對的關聯性；健康的頭皮能提供髮絲所需的營養，讓秀髮健康、有彈性。因此，護理頭髮，首先要從護理頭皮開始。

　　健康的頭皮顏色略呈青綠色，頭皮下聚集了眾多的皮脂腺與汗腺，當然也佈滿了毛囊，頭皮的最外層有皮脂膜與正常細菌形成天然的防禦系統，以抵抗外界異物的侵襲。正常頭皮的新陳代謝為16～25天，每天的掉髮量則在40～100根。

　　頭皮的護理是養護頭髮的基礎。選用刷毛的頭部呈圓形的寬板梳子，輕拍頭皮數下，再由前往後順著頭髮生長的方向梳幾下，在髮後根的部分，則可以由後往上梳，以刺激頭皮來達到促進血液循環的目的，在睡前做，效果更顯著。

　　洗髮是護理頭皮最基本的方法，事實上，洗髮精的基本成分差異不大，造成髮質差異的反而是錯誤的洗髮方法，正確作法說明如下：

第一步：洗髮前先梳頭，把頭皮上的髒汙和鱗屑（死細胞）弄鬆。

第二步：把頭髮弄濕，直到底層的頭髮和上層的頭髮一樣濕透為止，並將洗髮精倒入手中，加水稀釋，起泡。不要直接把洗髮精倒在頭髮上，這樣會過度刺激頭皮，產生頭皮屑。

第三步：用指腹把洗髮精均勻揉進頭髮裡，用指腹輕輕按摩，直到形成一層厚厚的泡沫為止。

第四步：沖洗頭髮，直到徹底沖洗乾淨為止。接著再一次將一茶匙的洗髮精加水起泡，輕輕地在頭皮上搓揉，這次是要清洗髮根，然後用水沖掉。

第五步：將護髮乳從頭皮抹至髮尾，輕輕按摩，再徹底沖掉。

第六步：因為頭髮濕的時候最脆弱，所以如果用力搓乾會使頭髮斷裂或打結，因此頭髮清洗過後，最好先用毛巾包裹吸乾，用寬齒的梳子將頭髮全部梳向前，用吹風機吹乾，從髮根吹至髮尾，比較不會燒焦。但是吹頭髮時，吹風機口要離頭髮15公分，否則頭髮會過度乾燥。

頭髮的護理應該是一個完整的過程，洗髮，潤髮，一樣都不能少。洗髮精可以徹底清洗頭髮和保持頭皮的清潔和健康；護髮乳可以為頭髮提供日常的滋養，使頭髮增加柔潤感，令長髮易於梳理，減少表面的摩擦或打結。

貼心叮嚀

很多人洗完頭髮，頭髮沒乾就去睡覺，殊不知，經常這樣會引起頭痛。因為大量的水分滯留在頭皮表面，遇冷空氣極易凝固。長期有殘留水凝固頭部，就會導致氣滯血瘀，經絡阻閉，久

積成患，特別是冬天寒濕交加，更易成病。所以，洗完頭髮後一定不要馬上睡覺，要等到頭髮乾了再睡。

更年期 Q&A

Q：如何根據頭皮質性來挑選洗髮精？

A：健康的頭皮和中性髮質的人，應該選擇基本款的洗髮精，油性頭皮的人可選擇能有效抑制皮脂分泌的洗髮精；有頭皮屑的人應選去屑型洗髮精，同時還可針對頭皮屑的不同屬性，如乾性或油性進行二次的選擇。至於洗髮精有無其他功效，區別其實並不是很大。

🌿 墨魚桃仁，還你一頭烏髮

進入更年期以後，許多人的頭髮會迅速變白，有的人可能不到半年的時間就從一頭烏黑的秀髮變成滿頭白髮了。儘管更年期出現白髮屬於自然衰老，但這種衰老是可以推遲的。如果你的頭髮已經變白，或者正在變白，不妨吃一些墨魚桃仁。方法如下：準備墨魚1條，桃仁6克。先將墨魚的骨皮去掉，洗乾淨，再和桃仁一起煮，等墨魚熟了之後去掉湯就可以了。每天早上可吃些墨魚肉當作早餐，長期食用就能活血化瘀，美容烏髮。

為什麼墨魚桃仁能烏髮美膚呢？從醫學的角度說，墨魚味甘鹹、性平，入肝、腎經，有益氣、滋肝腎、養血滋陰的功效，而從營養學的角度來看，它富含蛋白質、磷、鈣、鋅、鐵、鎂、B族維生素等營養成分，經常食用，可以使女性的氣色紅潤有光澤。桃仁味苦性甘平，

含有氨基酸、蛋白質、糖和甲基苷等多種營養成分，能夠活血化瘀、潤腸通便、潤燥滑腸、抗炎、抗過敏。所以墨魚和桃仁一起煮食，能夠滋養身體，還能夠養髮烏髮。

想要擁有烏黑的秀髮，除了吃墨魚桃仁之外，還要注意保持精神樂觀，不可過度憂慮、煩惱、緊張；多運動，促進全身血液循環，可增強毛髮裡製造黑色素細胞的功能。

更年期 Q&A

Q：哪些食物有烏髮的作用？

A：鐵元素和銅元素一樣，是合成黑色素顆粒不可少的原料，所以含有這兩種元素的食物都有烏髮的功效，如柿子、番茄、馬鈴薯、菠菜、瘦肉、豆類、蘋果等。此外，還應多吃些花生、杏仁、西瓜子、葵花子、栗子、松子、蓮子、菱角等食物，這些食物不僅富含銅，還富含泛酸，泛酸也可促進黑色素顆粒的形成，是烏髮的重要營養物質。

脫髮不用愁，側柏葉泡酒塗在頭

將新鮮的側柏葉浸泡在60%～70%酒精含量的白酒中，一個星期之後，用浸泡過側柏葉的白酒塗抹頭髮脫落處，每天3次，長時間堅持就能有效促進生髮，並且可以讓頭髮更加光澤健康。

側柏葉是一種常見的中藥，性寒，味微苦，主要入心、肝、大腸三經，有很好的祛風除濕，清熱解毒和涼血的功效。脫髮現象大多是由於頭上血熱太過而引起的，用側柏葉泡的酒塗頭，能很好地緩解血熱的問題，從而能夠治療血熱生風而導致的毛髮脫落。而將側柏葉浸

泡在白酒中則能更好地分解出其中的營養成分，有利於頭部的吸收。

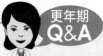

更年期 Q&A

Q：有什麼預防脫髮的方法嗎？

A：可以試試「拿五經梳頭法」。具體的做法是：五指張開，分別置於前髮際督脈、膀胱經、膽經的循行線上（中指位於頭部正中的督脈線上，食指和無名指位於頭部正中與額角之間內1/3處的膀胱經線上，拇指與小指位於頭部正中與額角之間外1/3處的膽經線上）。五指指尖立起，用力點按5～10秒，使點按處出現明顯的酸脹感，再在原處揉20秒，這叫作點揉法。然後指尖放鬆，五指垂直向上移動約半公分的距離，再次用力點按，如此反復點按，自前髮際一直點按至後頭部顱底，計為一次，共點按20～30次。按揉時如遇某個部位的疼痛感較為明顯，可將揉法加到1分鐘，然後繼續如上操作。這種方法不僅防脫髮，也有生髮的作用，如果是脫髮患者，可以配合側柏葉泡酒法使用。

自製天然髮膜，養出光滑柔亮秀髮

有不少更年期的朋友頭髮會變得枯黃，髮質變差，感覺很沒有活力，有些人為了漂亮就到美容院給頭髮上「髮膜」。事實上，髮膜就像是頭髮的面膜，髮膜中的營養濃度是潤髮素的數倍，它最主要的功能就是讓精純養護成分透過頭髮上的毛鱗片進入髮絲中，幫助修復纖維組織，使頭髮恢復活力健康、柔軟亮澤。但對於那些頭皮敏感的更年期女性來說，市場上銷售的髮膜產品多多少少都含有一定成分的化

學元素，容易引發過敏問題，就不適合她們使用了。以下推薦大家自製天然髮膜，不僅更能令頭髮獲得意想不到的順滑和亮澤，還能省不少錢。

1.蜂蜜牛奶護髮膜

材料： 純蜂蜜4大勺，鮮奶小半杯，優酪乳小半杯，橄欖油少許。

做法： 將鮮奶和優酪乳混合，倒入蜂蜜，打勻，加入幾滴純橄欖油，攪拌到液體無清濁之分；將攪拌均勻的髮膜放入冰箱，冰鎮10分鐘，取出，再攪勻即可。洗淨頭髮後，用毛巾輕輕包住髮梢，吸走水分，將髮膜塗於頭髮上，充分按摩頭皮，用熱毛巾將頭髮包起，套上浴帽，20分鐘後洗淨頭髮即可。

功效： 可舒緩日曬或染髮後的脆弱髮質，使受損的毛鱗片整齊排列，秀髮還原自然光滑度。

2.番茄牛奶髮膜

材料： 熟番茄1個，鮮奶小半杯，小麥粉若干。

做法： 番茄洗淨去蒂，用攪拌機打碎；將鮮奶慢慢倒入番茄泥中，攪拌到看不見塊狀番茄為止；適量加入一兩勺小麥粉，把番茄牛奶髮膜調至適宜稠度即可。洗淨頭髮後，用毛巾吸去多餘水分，將髮膜塗在頭髮上，充分按摩頭皮，再用熱毛巾將頭髮包起來，並套上浴帽，15分鐘後洗淨頭髮即可。

功效： 可恢復頭髮的天然光澤，並在出汗頻繁的夏日去除頭髮異味。

3.橄欖油蜂蜜營養髮膜

材料： 橄欖油1小勺，蜂蜜1杯，乾麵粉適量。

做法： 將橄欖油和蜂蜜混合攪拌，再加上一點乾麵粉攪勻。塗抹在乾淨的頭髮上，再戴上浴帽30分鐘，讓頭部的熱氣促使橄欖油和蜂

蜜中的營養被頭髮吸收，然後清洗乾淨即可。

功效：可令頭髮變得柔軟有光澤。

4.蛋黃潤髮膜

材料：蛋黃2個，檸檬半個，麵粉適量。

做法：檸檬榨汁後將所有材料放入碗中，攪勻。將髮膜抹在頭髮上，輕輕按摩，再用毛巾包裹30分鐘，最後清洗乾淨即可。

功效：有滋潤柔軟髮質的功效。

5.蘆薈甘油髮膜

材料：新鮮蘆薈葉1根，甘油適量。

做法：將新鮮的蘆薈葉去皮榨汁，撈出雜質，與適量的甘油混合。頭髮洗淨並自然晾到八成乾時，用蘆薈和甘油塗抹在頭髮及頭皮上，然後用保鮮膜包裹住整個頭髮，保持15分鐘之後再用清水洗掉。

功效：蘆薈含有豐富的滋養成分，能促進頭皮的新陳代謝，對於頭皮經常出油、頭髮乾枯沒有光澤的情況有很好的改善效果。

需要注意的是，使用髮膜不能太過頻繁，每週1次即可，次數太頻繁可能導致頭髮營養過剩，讓頭髮變得黏膩。此外，並非所有人都適合使用髮膜，因為髮膜的分子比較重，如果你的髮量本來就很少，用過髮膜後頭髮會更往頭皮上貼，讓髮量顯得更少。

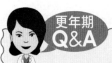

更年期 Q&A

Q：該怎麼挑選護髮乳？

A：挑選護髮乳主要是根據頭髮的髮質和特點來決定：

1.乾性頭髮：乾性頭髮的髮質結構中髮絲毛鱗片已經受損，表現出來就是頭髮缺水、缺油，一遇到陽光就容易乾

枯，嚴重的還會發黃、分叉、脆弱易斷。乾性頭髮在挑選護髮乳時，應該注重它是否具有保濕滋潤作用。

2.油性頭髮：油性頭髮如果受到紫外線的強烈照射，髮絲在與汗水混合後會變得油膩，所以，油性頭髮的人應該選擇控油清爽型的護髮乳，這樣才能讓頭髮長時間保持乾爽和舒適。

3.脆弱髮質：脆弱髮質是因為頭髮極度缺乏營養，使得頭髮的彈性喪失，變得脆弱易斷，因此最好能使用含營養成分的護髮乳來調理髮質。

4.乾枯、分叉髮絲：乾枯、分叉的髮絲其實也是乾性頭髮的一種，最好能夠每天堅持使用針對乾性髮質的洗髮精和護髮乳洗頭，並且針對髮梢分叉的現象，隔天使用一次護髮精華素。

5.泛黃髮絲：發黃的頭髮，適宜選擇有烏髮作用的洗髮精和護髮乳，並且每週使用兩次帶有保養成分的護髮乳。

6.彈性差髮絲：洗髮時最好能採用可改善髮質、修護弱細髮絲的洗髮精和護髮乳，並每週至少用1次加強營養的髮膜。

梳頭有訣竅，能把頭屑梳沒了

更年期女性還有一個常會遇到的頭頂上的問題，那就是頭皮屑了。為什麼更年期女性頭皮屑會多，原因是缺少了雌激素的滋養，使皮膚變得乾燥，而頭皮作為頭頂的皮膚，離卵巢很遠，自然是最早受到影響的。

一般而言，角質層代謝產生的頭皮屑是正常不過的事，但在中醫看來，造成頭皮屑的病因病理有很多種，其中血虛風燥、皮毛失養就

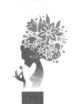

是很重要的一個原因。

中醫素有「髮乃血之餘，血旺髮有養，血虧髮失榮」的說法，女性如果長期月經不調，氣血不足，頭髮不但會變得乾枯發黃，頭皮屑也會明顯增加，若再加上「風燥」，就更是雪上加霜了。如果一個人本身氣血不足，抵抗力減弱，血虛生風，風盛則燥，身體內的津液蒸發會更快，久而久之，血無法上榮於頭部，加上津液不足，肌膚乾燥，頭皮屑就會變得越來越多。

頭皮屑既然是頭髮的問題，那我們可以適當按摩頭皮，疏通氣血，祛風除濕，對去頭皮屑有很大的作用。

梳頭除了是人們的日常行為之一，以梳頭來防治疾病也具有很悠久的歷史了。在進行梳頭治療的時候，最好選用桃木梳子，不要使用塑膠或是金屬製的梳子。一般情況下，梳頭的時間以每天清晨起床後、午休後和晚上睡覺前為好。具體的梳理方法為：從前額經頭頂到頸部。開始梳的時候每分鐘梳理20～30次，以後便可逐漸加快速度。注意：梳頭時用力要均勻、適當，不要刮破頭皮。具體的梳頭頻率為每天梳頭1次，每次3～5分鐘即可。

除了這個方法，國醫大師顏德馨教授也有一套梳頭去頭屑的方法，他的梳頭法是以斜向梳理為主，也就是要求梳子的頂端碰著頭皮，先斜向順著髮型梳，再逆向梳，最後再順著髮型梳。梳的時候每次要梳5分鐘，早晚各進行1次。梳完之後，再用手拍打頭皮，共拍50下。

梳頭療法是一種很容易被人們接受的方法，只要掌握正確的梳頭方法，長期堅持下去，不僅可去除頭屑，還可預防疾病、醒腦提神，是一種有效的養生保健方法。長期從事腦力勞動的人，如能堅持每天應用本療法，對於緩解疲勞和大腦皮層的緊張狀態，都大有好處。

　　一般情況下，這種梳治方法沒有什麼禁忌，但有皮膚破損、瘡瘍、皮膚過敏或是較嚴重的皮膚病時，應該暫停使用。在進行梳治時，手法用力要適中，不能過猛，宜先輕後重，先快後慢。如果進行了梳治法治療之後，皮膚出現微熱感，症狀得到了緩解，便說明已經產生效果。進行這種梳治法需要長期堅持才能顯出效果，所以一定要持之以恆，不能操之過急，或半途而廢。

更年期 Q&A

Q：防止頭屑在飲食上有什麼注意事項？

A：頭屑產生較多時會伴有頭皮刺癢，而辛辣和刺激的食物有使頭皮刺癢加重的作用，故應少吃或不吃辣椒、芥末、生蔥、生蒜、酒及含酒飲料。其次，脂肪高的食物要少吃，尤其是油脂性頭屑的人更應注意，因為脂肪攝入過多，會使皮脂腺分泌皮脂過多，從而使頭屑形成更快，加重頭屑的產生。維生素B_2有治療脂溢性皮炎的作用，維生素B_6對蛋白質和脂類的正常代謝具有重要作用，富含維生素B_2的食物有動物肝、腎、心、蛋黃、奶類、鱔魚、黃豆和新鮮蔬菜等，富含維生素B_6的食物除上述外，還有麥胚、酵母、穀類等。

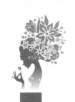

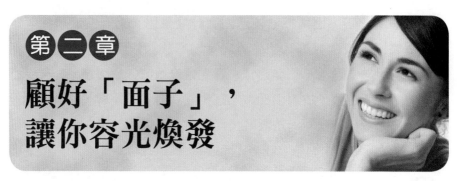

第二章

顧好「面子」，
讓你容光煥發

🌿 別讓面色透露你的年齡

隨著年齡增長，很多女人都變成了「黃臉婆」，臉上的肌膚不是晦暗無光，就是色澤不均勻。然而，年紀大了就一定是黃臉婆嗎？顯然不是這樣的，看看那些女明星，很多都比實際年齡看起來年輕多了。事實上，任何保養都是因人而異的，臉色也不例外，要根據具體的情況採取不同的方法。下面就給大家介紹幾種在更年期經常遇到的面色問題及保養方法：

1.面色蒼白：一般情況下，面色蒼白多是氣虛的表現，如果蒼白的臉上缺乏光澤，或者是黃白如雞皮一樣，則是血虛的症狀。另外，體內有寒、手腳冰涼的人也會面色蒼白，這是陽虛在作怪，這樣的人需要多運動，運動生陽，對改善陽虛很有效果。熱水泡腳和按摩腳底的湧泉穴效果也不錯。大棗具有益氣養腎、補血養顏、安神壯陽、治虛勞損之功效。所以臉色蒼白的女性可以將紅棗洗淨，用溫水浸泡，然後去核搗爛，加水煮沸15分鐘，放紅糖和雞蛋，水開後攪拌均勻即可食用。

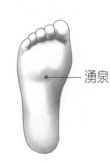

—— 湧泉

2.面色發青：肝在五行中屬木，為青色。面色發青的人，多見於肝膽及經絡病症，多是陰寒內盛或是血行不暢。這類女性要多吃補肝的食物，如韭菜、豬肝等。天氣寒冷時，人的臉色也會發青，這是生理反應，只要注意保暖就可以了。如果並非處在寒冷的環境中，臉色還發青，就是肝腎的病了，這類女性要多吃枸杞、多喝骨頭湯，熬湯時記得要把骨頭砸碎，然後加水文火熬煮。另外還可以多吃一些堅果，像核桃仁、花生仁、腰果，這些果子都是果實，植物為了延續後代，把所有精華都集中到那兒了，因此它們有很強的補腎作用。經常喝酒的人也常會臉色發青，所以愛美的女性一定要注意飲酒適度。

3.臉色土黃：臉色土黃的人一般有懶動、偏食、大便不調等症狀，這時應注意健益脾胃，而捏脊可以督一身之氣、調理臟腑、疏通經絡，對於改善脾胃有很好的效果。另外，據《本草綱目》記載，紅石榴能清熱解毒，改善面色，使其紅潤光澤。所以，臉色不好的女士可以多吃些石榴。

4.印堂發黑：兩眉之間的部位叫印堂，又稱「闕中」。印堂可以反映肺部和咽喉疾病。印堂部位呈現白色，多是肺氣不足，這類女性要注意補肺；如果印堂出現青紫色，則是氣血流通不暢、鬱結所致，這類女性要注意多吃活血化瘀的食物。

此外，健康的肌膚狀態能夠自行治癒痘痘，若不能恢復，就說明皮膚中膠原蛋白含量過低，這種體質需要大量補充維生素C、蛋白質，以此來促進膠原蛋白的生成，從而促進皮膚的恢復。

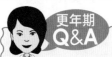
更年期
Q&A

Q：更年期臉上皮膚長期乾燥沒有光澤，該怎麼辦？

A：可以試試杏仁膏敷臉，方法如下：準備牛奶45毫升，

苦杏仁粉10克，蜂蜜10毫升，水適量。在杏仁粉中加入少許
水，調成糊狀，再將牛奶與蜂蜜加入杏仁糊中，攪拌均勻，
成為膏狀。潔面後，將杏仁膏均勻塗抹在臉上，注意避開眼
部及唇部周圍，並用保鮮膜覆蓋在塗好杏仁膏的臉上，約十
分鐘後取下保鮮膜，用清水洗淨即可。

洗面除皺法，消除歲月在臉上的痕跡

　　皺紋意味著年齡增長，同時也預示著不再年輕，但皺紋到底是怎
樣產生的呢？先了解一下它的原理。由於地心引力和皮肌的不斷重複
運動牽涉兩種纖維：膠原纖維和彈性纖維，前者維持皮膚的彈性，後
者則保證皮膚的柔軟。在表皮的下面還有一層肉眼看不見的真皮，它
和表皮一樣重要，並且是表皮的基礎和營養源。

　　在真皮層中，膠原纖維和彈性纖維不斷產生，又不斷消亡。一般
來說，酶會將那些最衰老的纖維破壞掉，與此同時，又會製造出新的纖
維來代替它們，不過隨著時間的推移，這種新陳代謝會出現問題。人上
了年紀以後，真皮母細胞抵抗酶破壞力的能力減弱了，膠原纖維和彈性
纖維的數量和品質也隨之下降，表皮和真皮的交界面便開始衰退鬆散。
另外，表皮和真皮會越來越傾向互相分離，有時甚至會完全分裂，隨
後，表皮就會在重力的作用下開始向下滑動，於是頸部、眼眶周圍和其
他一些部位的皮膚就開始慢慢地出現皺紋，而這種現象是無法避免的。

　　此外，人的一些不良生活習慣會令皺紋過早產生。雖然人體的老
化屬於自然規律，不是人的力量所能夠改變的，但是人們完全可以通
過注意日常生活中的細節問題來避免皺紋過早出現。

　　面部是五臟精氣外榮的部位，經常洗臉能夠令氣血得到疏通，有

促進五臟精氣外榮的作用。但是在選用洗臉水的水質、水溫，以及洗臉次數的時候，應該有所注意，要令其符合人體的生理特點。

　　水質以軟水為優，即不含或含較少可深性鈣、鎂化合物的水，因為軟水所含有的礦物質較少，有助於軟化皮膚；至於水溫則可以根據需要來確定，如果習慣用冷水洗臉，可以冷水浸面，以保持顏面的青春，或者用冷溫交替的方法來洗臉，這樣能夠加強皮膚的血液循環，令皮膚變得細膩淨嫩。而洗臉的次數，應該保證早、晚各一次，如果所處的環境要求更多洗臉次數的話，則可以在適宜的時候增加洗臉的次數。而洗臉所用的潔面產品，則要根據不同氣候及依不同年齡、職業、皮膚特點等，有針對性地選擇。

　　這裡再給大家介紹一種搓塗美顏法，它具有祛除皺紋的功效。每天早晨起床後保持靜坐的姿勢，閉目，排除心中雜念；將雙手相互搓熱之後，擦面7次；然後開始做鼓腮的動作，讓腮部如同漱口的樣子進行運動，共進行幾十次。做這個動作時，口中會分泌出津液，等到津液多起來時，取津液塗面，然後再用手搓面部數次，直到面部發熱為止。如果不願意用津液塗面，也可以擦一些保健性的美容品，這樣更有利於保健皮膚。這種按摩法通過凝神靜坐養神氣，搓塗面部令皮膚光潤。

更年期 Q&A

Q：有什麼方法可以去除魚尾紋？

A：可以試試蘋果膏敷臉，方法是這樣的：將一個蘋果切成兩半，將一半蘋果放入碗中，搗碎，再加入10毫升的蜂蜜以及少許麵粉，攪拌均勻，調成糊狀。然後將臉清潔乾淨，再將這種膏狀物直接塗在臉上，皺紋處可以多塗些，20～30分鐘後用清水洗淨即可。每週使用1～2次，幾個月後就能看見明顯的抗皺效果。

一定要把對眉毛的傷害降到最小

在女性的面部中，最容易改變，且在變化時給人印象最為深刻的地方就是眉毛。很多愛美的女性也注意到了這點，所以很注重對眉毛的修護。但修眉毛最好用刀刮，而不是拔。

如果你已經習慣拔眉，那麼建議你最好順著眉毛的生長方向拔，而且拔眉前要用溫水敷眉，讓毛孔張開後再拔，這樣對皮膚的傷害最小。但不管是哪種修飾方法，都需要做好「善後」工作。蘆薈具有消炎殺菌、保濕、收斂毛孔的功效，在刮完或拔完眉毛後，取新鮮蘆薈汁塗抹在眼眉周圍，可有效防止肌膚紅腫、毛孔變粗等現象。

有些女性為了更徹底地修眉，乾脆把眉毛都剃光，然後用眉筆劃出自己喜愛的線條。人體是天地生成的一個最完美的「儀器」，任何零件都有它不可替代的作用，眉毛也是如此，它可以為眼睛擋風遮雨，如果把眉毛剃光，就是去掉了一道保護眼睛的防線。所以，女性朋友們，別再對眉毛「趕盡殺絕」了。

Q：為什麼我總是掉眉毛，該怎麼辦？

A：眉毛是毛髮的組成部分，掉眉毛的原因包括精神因素、激素水準、身體狀態、環境因素及特殊原因。有一個簡單的方法推薦你試一試：將生薑、地黃分別水煎取汁，並將兩者相混合攪拌均勻，晚上睡覺前塗抹在眉部，可以經常塗抹，這個方法生眉、生髮的效果都非常明顯。

顧盼生輝，讓人難以抵擋的誘惑

在五官當中，眼睛是心靈的窗戶，然而，到了更年期的年紀，眼睛的衰老便突顯出來了，老花眼、白內障等各種問題都來了，所以很多人的眼睛都是黃濁的，更不要談什麼顧盼生輝了。

《本草綱目》中說菊花「性甘、味寒，具有散風熱、平肝明目之功效。」取菊花三五朵，加十幾粒枸杞，再放少許冰糖，用開水沖泡，長期飲用，自會明眸善睞、顧盼生輝。

長期對著電腦、書本，眼疲勞者要注意營養均衡，平時多吃些粗糧、雜糧、紅綠蔬菜、薯類、豆類、水果等富含維生素、蛋白質和纖維素的食物。此外，木瓜味甘性溫，將木瓜加薄荷浸在熱水中製成茶，晾涼後經常塗敷在眼下皮膚上，不僅可以緩解眼睛疲勞，而且還能減輕眼部水腫。

眼睛乾澀時，有些女性喜歡用熱水來蒸眼、洗眼，覺得這樣很舒服，其實這種做法是不對的。火攻眼睛，用熱水洗眼雖然暫時能感到滑潤，但過一段時間就會感到發澀。用冷水洗眼睛是最好的，雖然剛開始時眼睛發澀，不舒服，但過一段時間就會變滑。另外，也可以通過轉眼來緩解疲勞。方法：先左右，後上下，各轉十多次。需要注意的是，轉眼珠宜慢不宜急躁地進行。

更年期 Q&A

Q：年紀大了，看一會東西就感覺眼睛累，有什麼方法可以緩解嗎？

A：可以試試「補眼湯」，方法很簡單：準備10克枸杞子，3克陳皮，8顆紅棗和適量蜂蜜。把枸杞子、陳皮和紅棗

放進鍋裡，加適量水用小火煮沸20分鐘，取第一道汁，再加進一些純淨水煮成第二道汁，這兩道汁便是給眼睛的營養湯，在飲用前加進去適量的蜂蜜。每天喝2次，分別在上午和下午飲用第一道和第二道汁，堅持下去，不僅養出好氣色，眼睛也會明亮有神。

不做「熊貓」，真功夫除去黑眼圈

更年期女性常因為睡不好而出現黑眼圈，這在中醫認為是腎氣虧損，兩眼缺少精氣的滋潤，使黑色浮於上，因此眼圈發黑。要去除黑眼圈，保持良好而充足的睡眠是最根本而徹底的方法，但很多人實在沒辦法做到，那麼就儘量減少熬夜的時間，或是睡覺時墊高枕頭，也能避免血液瘀積在眼圈下方。

飲食中可增加優質蛋白質攝入量，多吃富含優質蛋白質的瘦肉、牛奶、禽蛋、水產等，增加維生素A、維生素E的攝入量，因為二者對眼球和眼肌有滋養作用，含維生素A多的食物有動物肝臟、禽蛋、胡蘿蔔等，富含維生素E的食物有芝麻、花生米、核桃、葵花子等。

以下一些方法對去除黑眼圈也有不錯的效果，不妨一試。

1.馬鈴薯眼膜：馬鈴薯有補氣、健脾、消炎、解毒的功效。將馬鈴薯削皮洗淨後，切成2公分的薄片，然後平躺在床上，將馬鈴薯片敷在眼上，約5分鐘後再用清水洗淨。這款眼膜最好在夜晚敷，更有助於消除眼部疲勞。值得注意的是發芽的馬鈴薯不要用，因為有毒。

2.茶葉包敷眼：用冷水浸泡茶葉包（紅茶除外），之後取出敷在眼睛上，15分鐘後取下，每週一次，可有效淡化黑眼圈。

3.穴位按摩：用無名指按壓瞳子髎、四白、睛明、魚腰、迎香等

幾個穴位。每個穴位按壓3～5秒後放鬆，連續做10次。中指放在上眼瞼，無名指放在下眼瞼，輕輕地由內眥向外眥按摩，連續10次。用食指、中指、無名指指尖輕彈眼周3～5圈。注意按摩的力度一定要輕柔，避免大力拉扯肌膚，防止細紋出現。

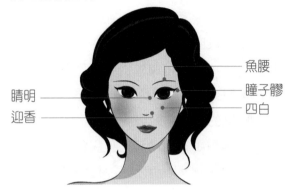

魚腰

瞳子膠

四白

睛明

迎香

更年期 Q&A

Q：常年的黑眼圈有什麼辦法解決嗎？

A：這是眼部有瘀血，所以要活血化瘀，可試試「黑木耳豬肝湯」，製作方法為：準備黑木耳30克，用清水透發，洗淨備用；豬肝60克，切片備用；生薑1片，去皮；紅棗2顆，去核備用；鹽少許。在煲內加入適量清水，用大火煲至水沸，放入準備好的黑木耳、生薑和紅棗，繼續用中火煲大概一個小時之後加入豬肝片，等豬肝片熟透，加鹽調味即可食用。

🌿 快速消除眼袋的小方法

　　眼部肌膚是人體最薄的肌膚，而且眼部肌膚的運動量很大，平均一天要眨眼兩萬次，會產生和聚集大量的自由基在眼周，使其容易老

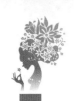
化鬆弛。再加上隨著年齡增長、工作睡眠時間不規律，眼部肌膚新陳代謝減緩，膠原蛋白和彈性纖維開始慢慢流失，護理眼球的脂肪開始慢慢瘀積起來，最後，一旦肌膚老化到一定程度，它就兜不住瘀積的脂肪，脂肪隔框而出，眼袋就產生了。

　　眼袋，顧名思義就是下眼瞼凸出的一塊長約1～2公分的半圓形袋狀物，由於眼睛四周脂肪量少又薄，血管又細又少，相對的營養補給也少，所以，老化會先從眼睛周圍長皺紋開始，緊接著眼袋就出現了。更年期女性要想避免眼袋出現，可嘗試以下幾個小方法：

　　1.黃瓜的美容功效毋庸置疑，可以在眼袋部位把切片的小黃瓜敷上，用來鎮靜肌膚幫助減輕眼袋的症狀。但敷完小黃瓜眼膜的皮膚乾淨細薄，容易曬傷，所以要避免日曬，以免消除了眼袋，卻多了雀斑。

　　2.每晚睡前若能用維生素E膠囊中的黏稠液對眼下部皮膚進行為期4周的塗敷及按摩，常能收到消除下眼袋、減緩衰老的良好效果。

　　3.把一小杯茶放入冰箱中冷凍約15分鐘，然後用一小塊化妝棉浸在茶中，再把它敷在眼皮上，能減輕眼袋水腫程度。

　　4.在面部用些乳脂或油性眼霜，用手指朝上擊打顏面部位，特別要注意在眼部周圍軟弱的皮膚上重點輕敲。平時應當避免隨意牽拉下眼瞼或將其向外過度伸展、這些措施都有助於消除下眼袋。

　　5.睡前用無名指在眼肚中央位置輕壓10次，每晚持之以恆，可舒緩眼部水腫。

更年期 Q&A

Q：如何用蜂蜜除眼袋？

A：首先用清水把臉洗乾淨，吸乾臉上的油脂，可以不擦乾水分，讓其自然吹乾。然後在眼部周圍均勻塗上蜂蜜，適當按摩太陽、承泣、四白等穴位幾分鐘，約10～15分鐘後用清水洗去即可；之後可適當塗上面霜，效果更佳。

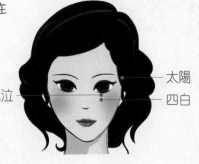

耳朵也要美麗大作戰

耳朵是最容易被忽略，但又不能被忽略的地方，因為它不僅關係到外在形象，還關係到健康。中醫認為保養耳朵可以激發經氣，疏通經絡，暢通氣血，平衡陰陽，調理臟腑，增強聽力，達到養生的目的。以下介紹幾招耳朵養生法：

1.提拉耳朵：雙手食指放在耳屏內側後，用食指、拇指提拉耳屏、耳垂，自內向外提拉，手法由輕到重，牽拉的力量以不感疼痛為宜，每次3～5分鐘。

2.搓耳：握住雙耳郭，先從前向後搓49次，再從後向前搓49次，以耳郭皮膚略有潮紅，局部稍有烘熱感為宜。每天早晚各進行1次。搓過雙耳後，會有一種神志清爽、容光煥發的感覺。

3.雙手掃耳：以雙手把耳朵由後向前掃，這時會聽到「嚓嚓」的

聲音。每次20～30下，每天數次。

4.搓彈雙耳法：雙手輕捏兩耳垂，再搓摩至發紅發熱，然後揪住耳垂往下拉，再放手讓耳垂彈回。每天2～3次，每次20下為宜。

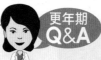

> **Q**：出現耳鳴、頭腦昏沉時該怎麼辦？
>
> **A**：這種情況可通過刺激耳朵來恢復正常。方法是：掌心向後，然後用中指插進耳朵孔裡，塞進去以後，手指在裡面轉180度，讓掌心向前；然後讓手指輕輕地在裡邊蠕動，要注意，不要太用力，而是輕輕地蠕動，就像小蟲子一樣在裡面輕輕地動；按摩二三十秒後，突然將手指向前外方猛地拔出來，最好能聽見聲響。

🌿 熟齡女性護唇有方

《本草綱目》記載，蜂蜜味甘、性平和，有清熱、補中、解毒、潤燥、止痛的功效。嘴唇乾燥時，可在就寢前塗抹蜂蜜於嘴唇，幾天後，嘴唇就可恢復柔嫩光滑。當然，也可以塗護唇膏，但一定要厚點，再剪一小片保鮮膜貼在唇上，然後用熱毛巾敷在上面，直到毛巾冷卻，這樣可以使護唇膏中的精華被嘴唇徹底吸收。

更年期女性因為皮膚的老化鬆弛，以及表情肌的過度收縮，常會造成嘴角、唇部皺紋叢生，這會對臉部的美觀造成極大的影響，以下介紹幾個唇部護養法：

毛巾用溫水沾濕後，輕輕敷在雙唇兩三分鐘；用兒童型軟毛牙刷

刷掉死皮；用棉棒蘸溫水洗去殘留的死皮；塗抹蜂蜜（居家）或者護唇膏（外出）。

嘴唇是非常嬌弱的部位，乾燥、低溫、冷風的環境都會損傷到它，尤其是秋冬季節，空氣乾燥、氣溫低，特別是乾風很容易使唇部起「乾皮」。因此，外出、游泳時要塗上一層潤唇膏，讓嬌弱的雙唇得到適當的保護。

縱向的唇紋增多、唇峰漸漸消失、唇色日漸暗沉等，這些都是唇部衰老的標誌，如果做做下面這些運動，衰老的步伐就會漸漸慢下來。

1.嘴巴做張合運動，每次儘量將嘴巴張至最大，重複10次。

2.用中間三指從中間往兩側按摩嘴唇四周的肌肉，可緩解嘴周肌肉緊張。

3.用雙手中指指腹以畫圈的方式按摩兩側嘴角，力度不要過大。

4.如果你是在辦公室，那麼可將一支乾淨的筆用鼻尖和上唇夾住，然後向各個方向轉動臉部肌肉。這個動作既有趣，又運動了唇部肌肉，可謂兩全其美。

齒宜常叩，擁有迷人皓齒

作為人體最重要的器官之一，牙齒也是人體健康的重要標誌。中醫學以為，腎主骨生髓，髓乃腎中精氣所充，而「齒為骨之餘」，即齒與骨同出一源，故牙齒亦為腎中精氣所充。腎精能夠生髓，而髓可以養骨，所以腎精充盛則骨髓生化有源，骨髓充足則骨骼得養，牙齒也就堅固不易脫落。

平時生活中，我們通過叩齒可以刺激牙體和牙周組織的神經、血

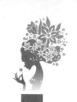

管和細胞，促進牙體和牙周組織的血液循環，使牙齒堅固，有加強腎精的作用。叩齒的具體做法為：早晨醒來後，先不說話，閉目靜心，摒除雜念，口唇微閉，然後上下牙齒進行有規律的叩擊。叩齒有三個動作，先將下頜骨後縮，使上下臼齒的咬合面能夠靠接，上下臼齒互相叩擊50下。然後將下頜骨向前方稍推移，使上下門牙的咬合面能夠靠接，上下門牙叩擊50下。最後，再錯牙叩大齒部位50下。每天早晚各做一次，力度可根據牙齒的健康程度量力而行，叩齒次數可適當增加。

叩齒不但對牙齒有好處，還會因為帶動面部肌肉的不斷活動，改善臉部供血狀態，提高細胞的代謝功能，令面部肌膚紅潤有光澤。

此外，還要注意牙齒的清潔衛生，比如早晚刷牙、三餐後漱口、正確的咀嚼等；飯後不宜用牙籤剔牙，否則容易損傷齒齦組成，造成感染和潰爛；飲食上可適當食用一些富含維生素C的新鮮蔬菜、水果及維生素含量豐富的其他食品，如蛋黃、牛奶及動物的肝臟等，保證牙釉質的發育。

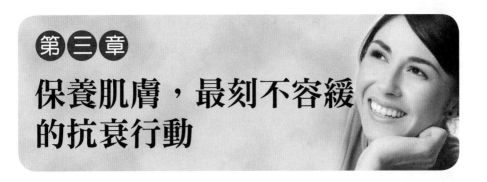

第三章
保養肌膚，最刻不容緩的抗衰行動

美白，用「綠色」的方法吧

　　白皙皮膚一直是東方女人追逐的目標，為了使皮膚變白，許多人近乎瘋狂地使用各種美白方法，未免方法過激，造成適得其反的效果，這裡就給大家介紹幾個「綠色」的方法。

　　《本草綱目》裡高度讚美黃豆，說它「容顏紅白，永不憔悴」，所以姐妹們可以多吃些黃豆、喝些豆漿，也可做黃豆燜豬蹄，等等；番茄可治胃脾虛弱、食欲不振，具有美白功效，因此，渴望皮膚變白的女性也可以把番茄搗碎，裝到碗內，用湯匙擠出果汁，再加一點蜂蜜，塗到臉和手臂上，過20分鐘用清水洗淨，每天一次，漸漸你會發現皮膚越來越白。另外，醋也具有美白功效。《本草綱目》稱：「醋可消腫痛，散水氣，理諸藥。」喜愛白皮膚的女士們，可以在中午和晚上吃飯時喝上兩小勺醋，不僅可以美白，還可預防血管硬化。

　　除了飲食之外，在化妝臺上放一瓶醋，每次在洗手之後先敷一層，保留20分鐘後再洗掉，可以使手部的皮膚柔白細嫩。當然，還可以在每天的洗臉水中稍微放一點醋，也能有美白養顏的作用。

　　有些女性的肌膚暗沉蠟黃，如果想變白，除了多休息緩解肌膚疲

勞外，可以用玫瑰、甜橙花、花梨木、茉莉混在一起煮水，放涼後用來洗臉。這些藥材可以活化肌膚，促進皮膚血液循環，讓肌膚紅潤，增強肌膚彈性。

　　如果是因為長期強烈的日曬使皮膚變黑，則可以把新鮮的蘆薈清洗乾淨，去除表皮，塗抹在外露的肌膚上，可有效治療曬傷之後的皮膚，慢慢的，肌膚就會變白。長期有規律地攝入維生素C，可有效防止黑色素產生，這是美容專家提倡的方法，但單純靠維生素C是不行的，防曬工作也一定要做足。

貼心叮嚀

　　《本草綱目》中說：「藥補不如食補，食補不如水補。」想擁有像嬰兒般細滑水嫩的肌膚，就要正確地為身體補水。一般來說，人體一天需要八杯水。

　　每天起床後，先空腹喝一杯水，過十幾分鐘再吃早飯，這是第一杯水。中醫講究早鹹晚甜，如果早飯是甜食，那麼建議喝第一杯水時適當放點鹽。在早上九點左右喝一杯水，在中飯前半小時再喝一杯水，有助於潤腸。這是上午三杯水的喝法。

　　下午時間較長，可以在一點到兩點喝一杯水，三點到四點喝一杯水，然後在晚飯前半小時喝一杯水，這樣是六杯水。

　　晚上在七點到八點之間喝一杯水，睡前半小時再喝一杯蜂蜜水，這樣一天八杯水就喝完了。

　　此外，在所有水中，開水是最好的，喝的時候應該一口氣將一整杯水（約200～250毫升）喝完，這樣才可被身體真正吸收、利用。

🌿 和地心引力作戰，拒絕肌膚鬆弛

年齡在容貌上的展現，除了能從皺紋上看出，肌膚的鬆弛也是年齡的洩密者。做做這個小測試，檢測自己肌膚的緊致程度。

方法：早晨起床潔面後取一面小鏡子觀察自己的臉，分成三個角度。

1.抬頭舉起鏡子觀察面部容貌。

2.低頭觀察鏡中面部容貌。

3.最後，平視鏡中容貌。

如果你在1中的樣子明顯比3中的皮膚緊致許多，而2中的樣子則與3相差不多，說明你已經有了明顯的肌膚鬆弛現象。如果1、2、3中的皮膚狀態相差都比較小，說明皮膚的緊致度較好。

此外，毛孔增大也是肌膚鬆弛的徵兆。女人隨著年齡增長，皮膚血液循環開始變慢，皮下組織脂肪層也開始變得鬆弛而欠缺彈性，從而導致毛孔之間的張力減小，使得毛孔粗大。所以女性過了25歲，發現自己的毛孔越來越明顯，就要警惕肌膚的鬆弛問題了。

有了肌膚鬆弛的隱患，就要在日常生活中注意保養皮膚。多攝取含抗氧化物的蔬果，如胡蘿蔔、番茄、葡萄等。葡萄是一種抗衰老的水果，《本草綱目》中稱葡萄「久食，輕身不老延年」。以下介紹一道圓白菜葡萄汁：將圓白菜和葡萄洗淨後放入榨汁機內榨汁，葡萄最好能帶皮，完成後在其中加幾滴檸檬汁。經常飲用可以潤澤肌膚，增加肌膚彈性，起到抗衰老的作用。

當然，肌膚鬆弛不僅僅是臉上的問題，全身的肌膚都有這些症狀。對於身體其他部位的肌膚，可以考慮全身泡澡的方式，用生薑、米酒及醋煮開後，加進洗澡水中，身體洗淨後入內浸泡。不要讓水漫

過心臟，每泡5分鐘要起來休息一下，每回泡30分鐘，1星期泡1次即可。泡這樣的澡有緊膚、減肥和美白功效。

🌿 頸部——最危險的年齡洩密者

要想知道女人的年齡，只需看她有多少條頸紋！頸部是最容易洩露女人年齡的一個重要部位，看女人頸部上的皺紋有幾圈，就能推算出她的年齡。所以，做好頸部保養，可避免輕易洩露年齡。

「我也很注重頸部保養啊，為什麼脖子上的皮膚還是這麼粗糙？」你也許有這樣的疑問，為什麼保養了，頸部肌膚還很差，和臉部相差這麼大呢？這裡教你一個小方法。橄欖油具有祛皺功效，適合全身塗抹。洗澡時，將少許橄欖油塗於頸部，然後輕輕按摩，5分鐘後沖洗乾淨即可。

另外是去角質。你給臉定時去角質，那脖子呢，你同等對待了嗎？頸部也需要去角質。將燕麥磨成粉，加蜂蜜、水攪拌成糊狀塗於頸部，以螺旋的方式由下往上按摩，10分鐘後以清水洗淨，每週1次，你會發現暗沉的頸部肌膚漸漸有了光澤。燕麥在《本草綱目》中又稱雀麥，是一種具有神奇功效的作物，它富含蛋白質、氨基酸及多種微量元素，是養顏的佳品。所以，保養頸部你可以試試燕麥。

更年期 Q&A

Q：有沒有延緩頸部皮膚鬆弛的運動方法？

A：第一，頭由左至右旋轉運動50次，動作宜輕柔，以免扭傷頸部；第二，起床後或睡前做頭左右側屈、前後俯仰各

36次；第三，將小毛巾疊成四層蘸上冷水，輕輕擠出水，用右手揪住小毛巾角，用力拍打右下巴頰兒和右臉下部，拍打10～15次，再換左手持小毛巾拍打左臉下部和左下巴頰兒。每天堅持。

靚背演繹的完美風情

背部的美容有兩個關鍵：去斑點粉刺和角質。

背部肌膚幾乎是全身最厚的部分，也正因為如此，背部的循環代謝能力通常較弱，脂肪及廢物亦比較容易堆積在背部而形成斑點、粉刺。想要擁有完美的背部膚質，可利用深層潔膚品來清除毛孔中的髒污。另外，若擔心潔膚品會使毛孔變粗，可在清除潔膚品後再塗抹蘆薈汁。蘆薈具有消炎殺菌、保濕收斂毛孔的功效，在深層潔背後塗抹蘆薈汁，可以收縮毛孔。

另外，後背的肌膚上分佈著許多皮脂腺，天氣悶熱時就會出現皮脂腺分泌過剩的情況，進而堵塞毛孔，造成毛孔粗大，形成青春痘或暗瘡。要避免這種情況，就要經常去角質。和臉部、頸部不同，去除背部角質最好用顆粒狀的食鹽：將食鹽和蜂蜜調在一起，請家人幫你塗在背上並輕輕按摩一兩分鐘，沖洗即可。用食鹽去背部角質每月只需做一次，就可抑制油脂分泌過盛，使肌膚變得清爽潔淨。

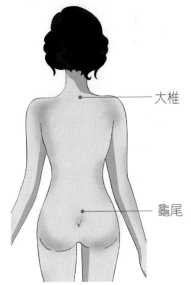

大椎

龜尾

221

中醫很注重後背的養生，因為後背為陽，太陽寒水主之，所以很容易受寒，所以女性朋友們在生活中要注意後背的養生，睡覺時蓋好後背處的被子，尤其是更年期潮熱的女性。此外，捏脊也是很好的後背養生法：取俯臥位，拇指、中指和食指指腹捏起脊柱上的皮膚，輕輕提起，從龜尾穴開始，邊撚動邊向上走，至大椎穴止。從下向上做，單方向進行，一般捏3～5遍，以皮膚微微發紅為度。

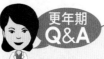

Q：肩背疼痛有什麼緩解方法？

A：可以試試按摩法。首先用左手的食指、中指、無名指的指腹，在患處探索出壓痛點，當摸到頸部或肩膀上有索條樣的硬痛肌肉時，再橫著用力撥動，使硬痛的肌肉變得鬆軟，而後再轉頭找出新的痛點，再用原來的方法撥動，按照這樣的手法反復按摩，直到疼痛消除為止。

🌿 讓雙手如玉之潤，似綢之柔

手是女人的第二張臉，擁有一雙美麗的手，對女性來說是相當重要的。羊乳自古就被視為極佳的營養補品，現代醫學研究證明它還是美容佳品，《本草綱目》說羊乳可益五臟、補老損、養心肺、利皮膚，所以，女性朋友可以多喝些羊奶；另外，《本草綱目》說牛奶有「返老還童」之效，我們在喝完牛奶或優酪乳後，將剩在包裝盒裡的奶抹到手上，約15分鐘後用溫水洗淨雙手，這時你會發現雙手嫩滑無比。另外，還可以取雞蛋清，加入適量牛奶、蜂蜜調勻後敷在手上，15分鐘左右洗淨雙手，再抹護手霜。每星期做一次，有祛皺、美白的

功效。

　　此外，堅持用淘米水洗手，可收到意想不到的效果。煮飯時將淘米水貯存起來，臨睡前用淘米水浸泡雙手幾分鐘，再用溫水洗淨、擦乾，塗上護手霜即可。

　　如果你想讓自己的手變得柔嫩秀美，可以這樣做：用溫肥皂水洗手，擦乾後浸入溫熱鹽水中約5分鐘，擦乾後浸入溫熱的橄欖油中，慢揉5分鐘，再用肥皂水洗淨，接著再塗上榛子油或熟豬油。過10～12小時後，雙手會變得柔軟細嫩。

　　還可試試「十指相敲法」，就是讓雙手的十指相對，互相敲擊。這種方法能鍛煉手指上的井穴，既鍛煉了手的靈活性，也練了肝氣，對養生十分有好處。手腳冰涼的女人一定要經常十指相敲，這樣，血脈可以通到四肢末梢。

貼心叮嚀

　　在我們的手心有個很重要的穴位──勞宮穴。這個穴位很好找，把手自然握拳，你的中指所停留的位置就是勞宮穴。勞宮穴是人體氣機最敏感的穴位，如果在一些場合覺得緊張，手心出汗、心跳加快、呼吸困難，這時不妨按按左手的勞宮穴，它可以幫你找回從容自信的感覺。

更年期 Q&A

Q：有沒有根治灰指甲的辦法？

A：取100克大蒜瓣、20克花椒、500毫升陳醋。先將大蒜瓣剝皮搗爛，然後和花椒一起放入玻璃瓶中，並且倒入陳

醋，浸泡3～4天就製成了花椒蒜醋液。每天晚上先將指甲在熱水中浸泡十多分鐘，再用剪刀將軟化的患甲剪薄，並將患病的指甲放入花椒蒜醋液中浸泡15分鐘，最後用棉花蘸花椒蒜醋液包裹住患病的指甲。第二天晚上再泡手時更換，以一個月為一個療程。

關節死角不護理，美麗要「打折」

關節處的皮膚是美麗的「死角」，改善關節粗糙的辦法很簡單，就是用磨砂膏去角質。如果是剛開始，可以天天抹，但要強調的是，身體用的磨砂膏跟臉部用的有異，最大的不同就是臉部用的磨砂膏顆粒是圓的，而身體用的則是不規則的，因為它的去死皮功能更強。

選購去角質的磨砂產品，不妨挑選含薰衣草精華的產品，因為薰衣草有很好的消炎功效，也有一定的美白和促進細胞再生的作用。

另外，在熬燕麥粥時留下一點，加一小勺橄欖油，就是最好的去角質霜了。油性皮膚的女性在使用時可加一點牛奶。燕麥的小顆粒可以很溫和地按摩皮膚，所以平時用來做按摩也可以。如果你不太喜歡這個方法，也可以將曬乾的橘子皮磨成粉，加入鹽及橄欖油拌勻後，抹在身體有厚皮的部分，如腳跟、手肘等處，打圈按摩5分鐘，再用水清洗乾淨便可將死皮去除了。

《本草綱目》中有「米白貴如油」的記載，這裡的「米白」就是大米粥汁。熬粥後上面浮著的那一層「粥油」營養價值非常高，千萬不可扔掉。撇去粥油，下面的米粥汁可以與蛋黃一起製成面膜。中醫認為，蛋黃具有清熱潤膚、消炎止痛、收斂生肌的作用。米粥蛋黃嫩

膚面膜適用於身體的各個部位，製作方法如下：

取米粥適量，加少許蜂蜜及蛋黃一個調勻後塗於臉部。15～20分鐘後用毛巾蘸涼水冷敷片刻，沖洗乾淨即可。

更年期 Q&A

Q：近日手臂稍一用力或者變換姿勢，肘關節就會疼痛難忍，尤其是屈伸時疼得更厲害，有時候手腕都會跟著一起疼。這是怎麼回事？

A：這個現象俗稱「網球肘」，可以用推筋手法來緩解，具體做法為：在肘關節找到壓痛點，將手掌放在與壓痛點相距3公分的前臂上，向下壓，注意是用掌根發力，之後從肘關節向腕關節的方向推，每次推壓3～5秒，本次推壓完成後停下來休息兩秒，接著重複先前的動作，連續推五次即可。

🌿 千萬不要忽略膝蓋的保養

膝蓋是美腿的黃金點，如果膝部由於脂肪積聚或贅肉過多而顯得渾圓臃腫，便破壞了美腿的線條。以下說明保養膝蓋的幾個關鍵點：

1.去角質：將膝蓋洗淨，塗抹去角質品，然後順著同一方向，好像畫圓圈一樣仔細摩擦整個膝蓋部位。或是每天早晚用佛手柑精油或迷迭香精油按摩膝蓋四周約20分鐘，1周以後就可改善膝蓋四周皮膚鬆弛的現象。

2.膝蓋按摩：每次洗完澡後，用雙手均勻塗些乳液，搓揉到溫熱。然後以指腹的力量由下往上在膝蓋上畫小圈，最後用手掌包住膝蓋按壓。

3.消除膝部贅肉的運動：膝部脂肪積聚或贅肉過多的女性可以多做活動膝部的運動，如慢跑、健身操、跳高、跳遠、游泳等，並在運動過程中有意加力，使膝部聚積的脂肪加速消耗，最後使膝部周圍的贅肉變得結實。

4.手心捂膝蓋：手心的勞宮穴是人體的火穴，而膝蓋容易受寒涼，所以沒事時，比如閱讀書籍，或看電視聊天時用手握揉膝蓋，可促進局部血液循環，增加皮膚所需的營養，也能逐漸改善其生理機能和光澤度。不過，要長期堅持才會有效。

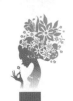

更年期 Q&A

Q：近日關節腫大疼痛，而且還轉移，反復發作，該怎麼處理？

A：這是急性風濕性關節炎的表現，有一個驗方可以試試，叫芒硝五味子膏。取芒硝30克、五味子30克、砂糖30克，把以上材料研成細末，再用生薑汁調和成半碗，加入燒酒少許，拌勻後直接塗抹在患處即可。

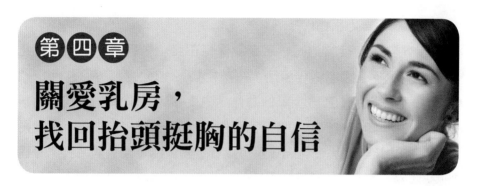

第四章

關愛乳房，找回抬頭挺胸的自信

🌿 像梳頭一樣梳乳，乳房健康又漂亮

　　長久以來，乳房都被當作女人的第二性徵和女性美的代言，但人們往往只關注它的大小形狀是否美觀，卻忽視了它的健康。乳房是脆弱的，生活中不經意的一些細節都可能影響乳房的健康。比如，有些女性習慣穿具有裝飾效果的胸罩，結果胸形可能看起來好看了，但乳腺炎也出來了；有些女性睡覺時總是偏於一側，這可能會增加女性乳房不對稱現象；在乳房發育階段，如果女性進行藥物減肥，就會造成內分泌紊亂，影響到乳房的發育。總之，女性朋友平時應該瞭解一些乳房保健的方法，這樣才能讓乳房真正成為美的代言。

　　對於女性乳房的保健，中醫有一套神奇的梳乳法，這裡給大家簡單介紹一下。梳乳法指的是用木梳對乳房進行梳理，從而防治乳房疾病的一種養生方法。使用木梳對乳房進行梳理，能夠刺激乳房表面的皮膚，促進局部血液循環，這樣便可以增加乳房內乳腺組織、結締組織及腺管等對藥物的吸收，通過直接作用於腺管等組織，還可以令其產生應激性改變，從而改善症狀，起到預防乳腺腫塊的作用。

　　進行梳乳最好使用黃楊木製作的木梳，膠木次之。如果實在找不

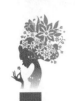
到木梳，也可以用手指代替。

在對乳房進行梳治時，患者要保持正坐，先用手將乳房輕輕托起，再用木梳在患處輕輕梳治，每次梳10～15分鐘，每日進行1～2次。還可以進行一套分步驟的動作，先用手牽拉乳頭，輕輕向上抖動，每次抖動50～100次，頻率宜稍快，以每分鐘100下為宜；然後再用烤熱的木梳對乳房硬結處按壓，以感覺到患處發緊發脹為宜。每日按壓3次。

需要注意的是，梳乳時應順著乳腺管分佈的方向，由乳頭梳向外側，而不可逆梳；在梳乳前，用麥芽、芒硝煎液外洗乳房，對乳腺炎、乳房結塊的治療效果會更好。

如果覺得梳乳麻煩，不容易堅持，還可以使用按摩法，方法如下：取坐位或仰臥位，用左手掌在胸部從左上向右下進行推摩，右手從右上向左下進行推摩，雙手交叉進行，共推摩30次。然後，雙手同時揉乳房，正反方向各揉30圈，再左右與上下各揉按30次。接下來還可以做抓放乳頭的動作：兩小臂交叉，右手扶左側乳頭，左手扶右側乳頭，然後用手指抓放乳頭，一抓一放為一次，可連續做30次。這套動作非常有利於振奮陽氣，促進氣血運行，增強心肺功能。

更年期 Q&A

Q：聽說女性每天穿戴胸罩的時間若超過12小時，乳腺癌的誘發率可高達75%，那是不是不穿胸罩更健康？

A：並非如此，胸罩不僅是幫助胸部美觀，防止乳房下垂，還能對乳房提供保護，防止外力擦傷和對乳房的直接碰撞。因此，只能說不要長時間穿著胸罩，不能睡覺也穿著胸罩，但平時工作或者外出是可以穿的。

🌿 每天舉一舉礦泉水瓶，矯正下垂的乳房

　　隨著歲月流逝，挺拔的胸部往往會慢慢下垂，讓很多女性傷透腦筋。其實，面對乳房下垂並不需要那麼害怕，因為乳房下垂是一種正常的生理現象，只要平時注意對乳房的保養，就可以減緩乳房下垂的速度。

　　女性乳房之所以會下垂是因為纖維組織的彈性降低，變得鬆弛。所以，要想不讓乳房下垂只要保持乳房纖維組織的彈性就可以了，有個簡單的方法可以試一試：平躺在地上或床上，兩隻手各拿一個裝滿水的礦泉水瓶，每個約盛水500毫升，伸直手臂，將水瓶舉於前胸的正上方，堅持5秒鐘後放下，稍做休息後再重新舉起，一開始做這個運動時可以每天做10下，堅持幾天後逐漸增加，爭取每天增加一下，最後要保證每天至少做50下。這個運動主要是鍛鍊胸部肌肉，胸部肌肉發達了就可以防止乳房下垂。

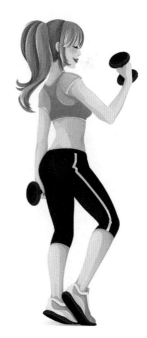

　　還可以試試單槓運動：可運用家裡的門梁來進行拉單槓運動，同樣也是一開始時每天做幾下，漸漸加量至每天10下以上，具體次數可以根據各人體力來定。拉單槓前應先試驗一下門梁是否夠結實，以免出意外。拉單槓的原理和舉礦泉水瓶的原理是一樣的。

　　另外還能採食療方法。女性多食用含膠原蛋白、蛋白質和脂肪多的食物就有助於防止乳房下垂，豬蹄就是一個不錯的選擇。

　　有人說睡覺姿勢不對會使乳房下垂，所以平時要保持正確的睡姿，儘量不要趴著睡覺。還可

以經常按摩乳房，也可以改善乳房下垂的狀況。

Q：更年期後乳房變得鬆垮沒有彈性，有沒有辦法能夠讓它們恢復彈性？

A：最有效的辦法就是按摩：將雙手四指併攏，然後放在對側乳房上，以乳頭為中心，順時針由乳房外緣向內側畫圈。兩側乳房各做10次，可以促進局部的血液循環，增加乳房的營養供給。還可以在沐浴時交替用冷熱水衝擊胸部，這樣可加快血液循環，也能使乳房更加有彈性。

🌿 紅糖花生豆漿，補氣血可豐乳

豆漿具有保健功效眾所皆知，《延年秘錄》上記載豆漿具有「長肌膚，益顏色，填骨髓，加氣力，補虛能食」的價值。中醫理論認為，豆漿性平，味甘，能夠滋陰潤燥。對女性來說，豆漿可以豐胸美容、防治婦科癌症，對改善女性的健康有很重要的作用。所以，有人將豆漿譽為「女人最完美的食物」。

以下介紹一道「豐胸豆漿」：準備20克生花生、200毫升豆漿和10克紅糖；先將花生洗淨磨成漿，再將豆漿與花生漿混合，最後加入紅糖煮化攪勻就成了。也可以直接將花生和黃豆放入豆漿機中，就出來花生豆漿了，再向花生豆漿中加入紅糖就可以了。以15天為一個療程，可根據自身的情況選擇服用幾個療程。豆漿和花生、紅糖搭配可有補充氣血的功效，從而使乳房豐滿。

其實無論哪一種豆漿都會對女性的胸部起到或多或少的保健作

用。這是因為豆漿富含人體所需優質植物蛋白、8種必需氨基酸、多種維生素及微量元素，並且不含膽固醇。此外，豆漿中還含有豐富的不飽和脂肪酸、大豆皂苷、異黃酮、卵磷脂等幾十種對女性胸部豐滿及健康有益的物質。

　　豆漿中所含的優質植物蛋白質，能夠維持營養供給，保證乳房健康。豆漿的大豆蛋白中人體必需的8種氨基酸配比均衡，非常適合胸部發育的營養需要。大豆的食用方式會決定胸部對蛋白質的吸收。例如，乾炒大豆的蛋白消化率不超過50%，煮大豆的蛋白消化率為65%，而製成豆漿的蛋白消化率則高達95%左右。因此，每天喝一杯豆漿非常有利於乳房攝取優質蛋白。

　　乳房內腺體組織周圍的脂肪是決定胸部大小的因素之一。豆漿中所含的脂肪酸和亞硫酸，有利於將脂肪吸入並集中到胸部，同時還可增強胸部血管的彈性，有利於血液循環，促進胸部的代謝功能，被認為是豐胸的催化元素。

　　豆漿中含有一種叫作異黃酮素的物質，它的結構和雌激素非常相似，是一種具有雌激素活性的植物雌激素。異黃酮素可有效促進血液循環，使乳腺葉脹大、脂肪集中，進而起到豐胸作用。

　　豆漿中含有多種維生素，其中以維生素B_1、維生素E、煙酸最多，這些物質對維護胸部的健康與健美有著重要的作用，還能有效預防乳腺疾病的發生。需要提醒一下，豆漿一定要喝新鮮的，並且要趁熱喝。

更年期
Q&A

　　Q：聽說吃木瓜能豐胸，是這樣嗎？
　　A：木瓜中獨有的木瓜酵素使它成為第一豐胸佳果，因為木瓜酵素能刺激女性荷爾蒙分泌，這種酵素近似於人體的生

長激素，有助於豐胸。木瓜雖然有很好的豐胸作用，但也需要正確的吃法才能夠發揮作用，這裡推薦一個食療方：準備150克鮮木瓜和250克帶魚，另外再準備10克醬油，5克薑粒，3克蔥花和3克食醋等調料。具體做法：先將鮮木瓜洗淨切片，再將帶魚去除內臟，但不要刮去魚身表面的銀白色物質，切成塊，將帶魚塊和木瓜一同放入鍋中煮，最後將醬油、醋、蔥花、薑粒等調味料放入湯中。這道帶魚木瓜湯要每天食用一次，連續食用半個月方可見效。

女人乳房的救護天使──肝經

乳腺系統疾病目前已成為女性的頭號殺手，尤其是乳腺癌嚴重威脅著婦女的生命，據資料統計，乳腺癌的發病率占全身各種惡性腫瘤的7～10%。近年來，由於各方積極宣導，引起了廣大女性對乳腺癌的廣泛關注，但同時也給大家帶來了一些心理壓力，好像只要有腫塊就是乳腺癌。其實，大多數乳房腫塊並非癌變。一般，乳腺癌的腫塊會有這樣的特質：腫塊大多不規則，呈圓形或長圓形，邊界不清楚，質地硬，多見於乳房外上方。另外，乳房隱痛、刺痛，呈漸進性加重，並牽涉到肩背部，也可能是乳腺癌的徵兆。

從臨床上來看，女性患乳腺炎和乳腺增生的機率要遠遠高於乳腺癌，但如果這種病症處理不好，就有可能引起癌變。事實上，無論是乳腺炎、乳腺增生，還是癌變，凡是乳腺疾病，從中醫的角度看都是肝經惹的禍。肝經經過乳房，情緒不好，肝氣鬱結，氣不通暢，影響乳絡，各種乳腺病就發生了。因此，治療乳腺疾病首先要疏通肝經，讓心情好起來。下面介紹幾個乳腺炎和乳腺增生的經絡療法。

1.**用太沖穴和膻中穴來治乳腺炎**：哺乳期的婦女給寶寶餵奶一個月左右，乳頭就開始皸裂、脹痛，一餵奶就感覺特別疼，嚴重時一碰就會有脹疼感，這就是乳腺炎的症狀，一般以初產婦較多見，發病多在產後3～4周。如不及時處理，容易發展為蜂窩組織炎、化膿性乳腺炎。所以，如果不小心得了乳腺炎，一定要及時治療，防止惡化。以下介紹一個輔助療法：每天15～17點按揉太沖穴和膻中穴3～5分鐘，然後捏拿乳房；用右手五指著力，抓起患側乳房，一抓一鬆揉捏，反復10～15次，重點放在有硬塊的地方，長期堅持就能使腫塊柔軟。

按摩之外，還可試試簡單食療：用橘核或者玫瑰花泡水喝，也可疏肝理氣。

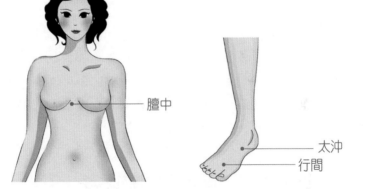

膻中
太沖
行間

2.**按壓行間穴和膻中穴可有效防止乳腺增生**：乳腺增生在成年女性中極為常見，多見於25～45歲女性，其本質是一種生理增生與復舊不全造成的乳腺正常結構的紊亂，症狀是雙側乳房同時或相繼出現腫塊，經前腫痛加重，經後減輕。

很多患了乳腺增生的女性非常緊張，生怕和乳腺癌掛上鉤。其實，大可不必這麼緊張，由乳腺增生演變成癌症的機率很小，只要注意調整自己的情緒，舒緩壓力，再配合一些按摩治療，乳腺增生是不

會威脅健康的。

具體操作方法：每次月經前7天開始，每天用手指按壓兩側行間穴2分鐘，或者從行間向太沖推，臨睡前按揉膻中2分鐘，或者沿著前正中線從下向上推。月經來後停止。可以解除乳房脹痛，防止乳腺增生。

防止乳腺增生除了按摩預防之外，還要注意改變生活中的一些環境行為因素，從根本上防止乳腺增生的進一步發展。如調整生活節奏，減輕各種壓力，改善心理狀態；注意養成低脂飲食、不吸煙、不喝酒、多活動等良好的生活習慣；注意防止乳房部的外傷等。

更年期 Q&A

Q：防治乳腺增生，在飲食上要注意什麼？

A：為預防乳腺增生，需要改善酸性體質，多吃鹼性食物，如多吃蔬菜、水果，多吃粗糧，如黑、黃豆，多吃核桃，黑芝麻、黑木耳、蘑菇等。少吃動物脂肪，也不宜過多進食補品，少吃帶有激素的藥品。

拒絕乳腺癌，讓健康為魅力添彩

乳房是女性非常重要的部位，更年期之後，患乳腺癌的機率也會增加，嚴重危害女性健康。因其處於體表，如果平時留心，勤於檢查，乳腺癌易於在早期發現。乳腺癌的早期治癒率可達80%～90%。因此，更年期的女性一定要關注乳房，只要掌握檢查方法，自己在家裡就可以進行簡便的乳房自查。

1.目測：脫去上衣，在穿衣鏡前觀看兩側乳房是否對稱，皮膚是

否光澤，色澤是否正常，有無靜脈擴張和水腫。之後雙臂上舉，觀看兩側乳房是否在同一水平線上，乳暈的顏色是否一樣，皮膚有無凹陷，有沒有橘皮樣改變，乳頭皮膚有無脫落或糜爛，乳頭有無提高或回縮現象。接著彎腰，使雙乳略下垂，觀看雙側乳房是否對稱。最後，雙手掐腰，使胸大肌收縮，觀看雙乳形態是否正常。

2.觸診：平躺在床上，手臂上伸，肩部用枕頭墊高，用對側手指的扁平部觸摸乳房，手指要併攏伸開，手掌手指成一平面，觸摸乳房（不可掐捏），由下到上，由內到外看有無增厚或腫塊，若觸及腫塊，要確定腫塊大小、硬度，是否活動，有無壓痛和是否與周圍皮膚粘連等。檢查乳頭有無異常，有無溢液、溢血等。用手指依次在腋下檢查腋窩及腋窩淋巴結，一般情況下，腋窩淋巴結是觸摸不到的。若在腋窩摸到了淋巴結，應特別注意其大小、部位、數目、硬度，以及是否活動，有無壓痛，是否與皮膚粘連等。

一般情況下，應每月檢查一次，自我檢查的時間應選擇在月經來潮後的第9～11天，此時雌激素對乳腺的影響最小，乳腺處於相對靜止狀態，因此容易發現病變。超過40歲的女性，每年還要接受醫師檢查一次。

有些女性朋友們經常會感到，每個月的月經前後幾天，乳房總是隱隱作痛，合理的飲食能減輕這種不適的感覺。有乳房脹痛困擾的更年期女性在日常生活中多注意一下這些小細節，可減輕乳房不適：

1.經常按摩乳房：輕輕按摩乳房，可使過量的體液再回到淋巴系統。按摩時，先將肥皂液塗在乳房上，沿著乳房表面旋轉手指，約一個硬幣大小的圓；然後用手將乳房壓入再彈起。這對防止乳房不適症有極大的好處。

2.穿穩固的胸罩：胸罩除了防止乳房下垂外，更重要的作用是防

止已受壓迫的乳房神經進一步受到壓迫，消除不適。慢跑運動員穿戴穩固的胸罩就是這個原因。

3.飲食清淡：高鹽的食物易使乳房脹大，月經來前的7～10天尤應避免這類食物。

4.熱敷：熱敷是一種傳統的中醫療法，可用熱敷袋、熱水瓶或洗熱水澡等方式緩解乳房痛。如果採用冷、熱敷交替法，消除乳房不適症效果會更好。

5.用蓖麻油敷胸：蓖麻油含有一種能提升淋巴細胞功能的物質，這種淋巴細胞能加速各種感染病症的康復，去除疼痛。方法如下：將蓖麻油滴在折成四層的棉布上，讓其蘸滿蓖麻油，但勿過濕，以免四處滴流；將此布敷於乳房上，蓋一層塑膠薄膜，再放上熱敷袋，將熱敷袋調至你能忍受的熱度，敷一小時即可。

6.遠離咖啡：據醫學調查發現，許多有乳房痛及其他症狀的婦女，在戒除咖啡因後，症狀有明顯改善。因此，你得全面戒掉咖啡，也就是要對汽水、巧克力、霜淇淋、茶以及含咖啡因的止痛藥等完全戒除。

貼心叮嚀

　　近年的研究指出，婦女飲食習慣改變，尤其是脂肪飲食可以改變內分泌環境，加強或延長雌激素對乳腺上皮細胞的刺激，從而增加患乳腺癌的危險性。美國居民每人每日的脂肪攝入量是中國人的2～5倍，其乳腺癌發病率是亞、非、拉美地區的4倍。脂肪攝入量與絕經後婦女乳腺癌的危險性有關，所以更年期女性更應該控制脂肪的攝入。

更年期
Q&A

Q：乳腺癌晚期在飲食上有什麼注意事項？

A：乳腺癌晚期患者在不同的治療時期應相應地進食不同的食物，如在乳腺癌手術後，可多吃益氣養血、理氣散結的食物，如山藥粉、糯米、菠菜、絲瓜、海帶、鯽魚、泥鰍、大棗、橘子、山楂、玫瑰花等；在乳腺癌放療期，宜服甘涼滋潤食品，如杏仁霜、白梨、烏梅、蓮藕、香蕉、胡蘿蔔、蘇子、橄欖等；在乳腺癌化療期，常會出現消化道不良反應及骨髓抑制現象，此時可食和胃降逆、益氣養血的食品，如鮮薑汁、甘蔗汁、鮮果汁、佛手、番茄、生薏米、粳米、白扁豆、靈芝、黑木耳、向日葵子等，以緩解不適反應。

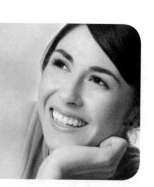

第五章
更年期減肥，
在健康中重塑身材

🌿 更年期減肥，選對方法才健康

由於生理的變化，女性中年非常容易發福，減肥就成了更年期女性一個不得不關注的問題。

說起減肥，節食應是最常見也是最常用的方法。長時間堅持節食，確實會讓體重減輕，但是一旦恢復正常的飲食習慣，就會立刻復胖。此外，長期節食使氣血化生無源，會使人面容憔悴蒼白、膚色萎黃少光澤、肌肉鬆弛、毛髮失去光澤、早白，甚至脫落，還會出現神疲體倦、肌體瘦弱如柴以及過早衰老等現象。由此可見，這種傷身、破壞容顏的節食減肥法不是正確、健康的瘦身方法。

其實，只要吃得科學，減肥可以很簡單地完成，而且對身體毫無損傷。《本草綱目》中記載：菱角能補脾胃，久服菱角可以輕身，減肥健美；茯苓服之，令人瘦劣；牛蒡能通十二經脈，除五臟惡氣，久服輕身耐老，等等。靠不吃晚飯節食減肥的女性可不用再受餓的罪了，晚上可以喝茯苓粥或者菱粉羹，避免餓得睡不著。菱粉羹的做法如下：以水調菱粉備用，另起鍋煮棗至爛熟，加入調好的菱粉糊，水開後，煮10分鐘即成。也可以試試飲牛蒡茶，清腸排毒，瘦身卻不傷身。

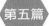

女人更年更美麗──更年期抗衰養顏金方案　

在中醫看來，影響減肥的最大問題是「肝鬱」「脾虛」。肝鬱使膽汁分泌不足，脾虛使胰腺功能減弱，而膽汁與胰腺正是消解人體多餘脂肪的重要來源。只有膽汁與胰腺分泌正常，才能迅速解決肥胖的問題。

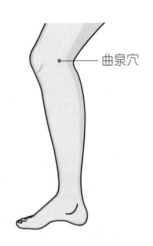

曲泉穴

肝鬱的消解方法是：常揉肝經的太沖至行間，大腿贅肉過多的人，最好用拇指從肝經腿根部推到膝窩曲泉穴，這通常會是很痛的一條經，但對治肝鬱很有效。

脾虛可多吃些大棗、小米粥、山藥之類的食物，不僅可健脾，還可補氣血。

消肝鬱脾虛的方法，對減臀部和大腿贅肉是最有效的。至於腰部贅肉太多的人，可以敲帶脈，想瘦哪兒就敲哪兒。

通常哪個地方的贅肉多，說明經過這裡的經絡出了問題，你敲打這裡，會把氣血集中到這裡，氣血集中過來，此處的經絡運行暢通，自然就達到打哪兒瘦哪兒的目的了。不過有一點需要說明，在敲打後，敲打部分可能會先胖起來，這是細胞充水的表現，然後才會瘦下去，執行時要有耐心。

貼心叮嚀

有些女性怕胖不吃早飯，其實早飯吃再多也不會發胖，為什麼呢？《黃帝內經》中講，早晨七點到九點是胃經當令之時，經脈氣血是從子時一陽初生，到卯時陽氣就全升起來了，這個時候人體需要補充一些陰的東西，食物屬於陰，所以此時吃點早飯

就像春雨，可以有效補充人體所需之陰。另外，上午是陽氣最足的時候，也是人體陽氣氣機最旺盛的時候，這時候吃飯最容易消化。到九點以後就是脾經當令了，脾經能夠通過運化把食物變成精血，然後輸送到人的五臟去，所以早飯吃得再多也不會發胖。

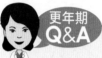

更年期 Q&A

Q：最近體檢發現血脂比較高，醫生建議我減肥，有什麼好方法嗎？

A：可以喝濃荷葉茶，方法為：每次一小包荷葉，燜上5～6分鐘再用，而且每包只能泡一次，第二泡幾乎沒有減肥效果。荷葉茶飯前空腹飲用效果最好，喝過一段時間後，自然會對油膩食物的興趣大為減弱。

🌿 中老年女性慢減肥方案

老來瘦，並不只是為了漂亮，更重要的是健康。現代醫學證實，體重超過正常人10％（超重）者和體重正常者相比，患高血壓的機率高6倍，患心臟病的機率高1.5倍，患糖尿病的機率高5倍，患月經異常的機率高3倍。45歲以上的人，體重如果超過正常標準的10％，那麼，每再超過1公斤，壽命就要減少29天。

隨著養生學的普及，大多數中老年人都相信「老來瘦」的說法，但有一個問題出現了：減肥速度過快反而欲速則不達。須知，快速減肥的能量消耗是巨大的，而作為中老年人，身體能量本來就不足，一

下子減下來後果可想而知。美國曾有一項醫學研究，發現50歲後體重大幅減輕，到65歲以後的死亡率會大幅增加，根源在於體內的膽固醇改變。研究表明，老年女性血液中膽固醇含量過低時，死亡率會增加4倍，其中癌症和冠心病的發病率升高是重要原因。

以下介紹一套「慢減肥」的方案。

第一步：讓減肥運動的速度慢下來

中老年人做一些運動是好的，但切忌為了減肥而加大運動量，尤其是運動速度不能過快。這樣一來，不僅體重不會迅速降低，還能避免一些運動傷害。那麼，怎樣的運動量是中老年人比較適合的呢？有專家指出，每週消耗2000千卡熱量的運動量，相當於打2～3小時的桌球，對老年來說就足夠了。我建議中老年女性選擇有氧運動，如快走、慢跑、游泳、騎自行車、練氣功等，每週三次，每次時間半小時左右，年輕一些、身體狀況好的可適當延長。

此外，老年人有兩個動作是切忌的：首先，老年人運動要避免憋氣；其次，老年人運動還要忌長時間蹲馬步。有些老人喜歡壓腿，拉伸韌帶，這是很好的柔韌性運動，但患有骨質疏鬆的人，壓腿時不能太用力，不然很容易受傷。

第二步：減肥重點在腹部

美國佛蒙特大學曾對178名年齡在20～60的婦女做過一項研究，儘管她們都有著健康的體重，但是年齡最大的婦女腹部的脂肪竟然比年齡最小的多了55%。實際上，在我國中老年女性腹部肥胖的現象也非常嚴重，要想減掉很困難，以下推薦一個「減腹操」，方法如下：身體躺下，雙手置於腦後，兩腳抬起離地面30公分，慢慢提起左邊肩胛，同時收縮腹部肌肉，再換位置，提右邊肩胛，做同樣動作，兩邊各做10次。

老年人因為關節等都不如年輕人靈活，所以做操前的準備工作是不可少的。準備活動很簡單，如搓手、擺頭、轉動腳腕、手腕等。對於年紀較大，患有疾病，或是大病初癒的人，動作更要輕柔，不可過猛。

第三步：推薦一些「天然降脂藥」

處於更年期的女性，平時可多吃一些菠菜、油菜、芥藍、黃瓜、茄子、山楂等食物，這些都是「天然降脂藥」。此外，適當增加糙米、小米、豆類等粗糧，也能改善老年人胃腸功能減退的問題，又可增加飽腹感以達到減肥的目的；減少脂肪、膽固醇高的食物，多吃些清爽可口富含維生素的瓜果蔬菜，瘦肉、魚類、蛋類也要吃一些，但不能吃得過多；酒、咖啡、可樂這些飲料最好少碰，多喝牛奶、豆漿以及鮮榨的蔬果汁，每天最好喝500毫升牛奶及適量的豆漿、果蔬汁。

更年期 Q&A

Q：更年期減肥如何制定目標比較合適呢？

A：更年期減肥最好不要像年輕人那樣為自己制訂「月減肥目標」或「季減肥目標」，最好以「年」為單位來制訂長遠的減肥計畫。從科學角度講，應當以改正不良的飲食習慣、加強運動為減肥手段。一般來講，中老年人1個月甚至2個月體重減輕半公斤即可。因為這樣算下來，一年即可減肥3～6斤。如果您的高血壓很嚴重了，建議您最好在專業醫生的指導下進行科學減肥。

消脂減肥，不妨試一試刮痧

肥胖的形成和氣虛血瘀引發的痰濕有著很深的聯繫，治療時一定

要注意對症，找到正確、有效的方法。

　　作為中醫的一種傳統療法，刮痧可以通過良性刺激來使經絡穴位處充血，改善局部微循環，起到祛除邪氣、疏通經絡、疏肝理氣、祛風散寒、清熱除濕、活血化瘀、消腫止痛的作用，能夠增強人體的抗病能力和免疫機能，但很多人都不知道刮痧其實還能減肥。

　　刮痧常用的手法有十幾種，其中用得較多的一種手法為：手拿消毒後的刮板，治療時刮板厚的一面對手掌，保健時以刮板薄的一面對手掌。刮拭方向從頸到背、腹，上肢再到下肢，從上向下刮拭，胸部從內向外刮拭。刮板與刮拭方向一般保持在45°～90°。

　　另外，為了防止劃破皮膚，刮痧之前還要在皮膚表面塗一層潤滑劑，香油、沙拉油都可以，以下一起來了解刮痧減肥的具體方法。

　　1.刮拭順序：背部、胸腹部、上肢、下肢。

　　2.主要經穴：肺俞、脾俞、腎俞（膀胱經）；膻中、中脘、關元（任脈）；孔最至列缺（肺經）；曲池（大腸經）；豐隆（胃經）；三陰交（脾經）。

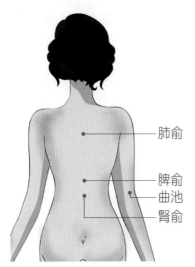

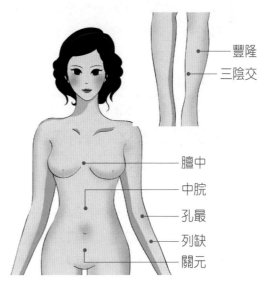

3.注意事項：在刮痧減肥的過程中要注意保持適中的力度，每天刮1～2次，一定要注意在刮之前塗刮痧油以保護皮膚。可以對肥胖的局部進行經常性刮拭，來促使其被動運動，新陳代謝增強，有利於消除局部的水分和脂肪。

另外，在出痧後的1～2天，皮膚可能會出現輕度的疼痛、發癢，這些反應屬正常現象。隨著時間推移，很快就會消失。前一次刮痧部位的痧斑未退之前，不宜在原處再次進行。再一次刮痧的時間需間隔3～6天，以皮膚上的痧退為標準。在刮痧減肥的同時要加強運動，注意合理飲食，少食高脂、高糖、高熱量的食物，多食蔬菜水果，不要盲目地為了追求減肥效果而進行節食減肥。

貼心叮嚀

醫學專家研究表明，有些人清瘦其實並不如人們想像中那麼好，瘦人儘管外表看起來苗條，體內卻有可能是個「胖子」。他們的心、肝和胰等重要器官內的油脂，有可能比肉眼看到的皮下脂肪要多很多。因此，女性在瘦身時不應該只注重減掉腿部脂肪、腹部脂肪，而更應該注重減掉內臟脂肪。

擺脫臃腫身材，擁有窈窕曲線

中年過後，是什麼讓女性的身體臃腫？脂肪當然是罪魁禍首。但是除了脂肪之外，長久堆積在體內的廢棄物和毒素也是幫兇之一。

《本草綱目》記載，黃瓜味甘性平，具有清熱解毒、生津止渴的功效；木耳味甘性平，有排毒解毒、清胃滌腸、和血止血等功效；蜂蜜

味甘性平，是滋補強身、排毒養顏的佳品；胡蘿蔔味甘性涼，有養血排毒、健脾和胃的功效；苦瓜味甘性平，有除邪熱、解勞乏、清心明目、排毒養顏的功效；綠豆味甘性涼，有清熱、解毒、去火的功效，綠豆也是中醫常用來解多種食物或藥物中毒的一味中藥；蕎麥降氣寬腸、磨積滯，也稱為「淨腸草」，等等。所以，女性朋友們不用再靠瀉藥來排毒了，《本草綱目》裡提到的這些食物就是最好的排毒品。

除了飲食，想全面排除毒素，可試試下面這些運動：

1.強力按摩法：用手掌以畫圈的方式按摩身體，自下而上對全身施加按摩力。若想增強按摩效果，在按摩結束後準備一盆熱水，加入一湯匙蘋果酸。用一條乾毛巾浸透配好的熱水，擰掉後擦拭肌膚。

2.排毒手指操：將兩手放在身前，分別用大拇指各緊壓在同一手上的無名指第3節的內關節上，保持此姿勢5分鐘。然後用兩手的大拇指、中指和無名指分別相互對壓住，小指和食指則保持伸直狀態。保持此姿勢3分鐘。每天在不同時間進行，共5次。

3.呼吸排毒法：直立，兩眼閉合，手心放在腹部上，用嘴緩慢地吸氣，然後用鼻做腹式深呼氣，重複做5次。

更年期 Q&A

Q：想擁有苗條身材，在飲食上要注意什麼？

A：1.吃東西細嚼慢嚥：這樣能分泌較多唾液，中和各種毒性物質，引起良性連鎖反應，排出更多毒素。2.多飲水：多飲水可以促進新陳代謝，縮短糞便在腸道停留的時間，減少對毒素的吸收，溶解水溶性的毒素。3.多吃鹼性食物：人體內的毒素多是酸毒，多吃富含鹼性的食物是一個簡單而又療效顯著的排酸美體法。4.每週吃兩天素食：過多的油膩或刺激

性食物，會在新陳代謝中產生大量毒素，造成腸胃的巨大負擔，每週吃兩天素食可以減輕腸胃負擔，促進其功能發揮。

🌿 這個方法讓你獲得柳腰身

腰在女性的身材曲線中有著關鍵性的作用，《本草綱目》中記載了很多水果、蔬菜，如香蕉味甘、性寒，具有潤肺養陰、清熱生津、潤腸通便的功能，女性朋友若堅持每天吃一兩根，有助於排出體內毒素，收縮腰腹。另外，黃瓜、西瓜皮、冬瓜皮等也有抑制肥胖的功效，食用時將西瓜皮、冬瓜皮分別刮去外皮，然後在開水鍋內焯一下，待冷卻後切成條狀，放入少許鹽、味精即可食用。經常吃這些食物，可有清熱、祛濕、減肥之效。

只「細」不「結實」的腰身，也不符合美的標準。因此，愛美的女性除了注意飲食，還應增強腰肌張力和柔韌性，可試試「摩腹」。

摩腹實際上就是對肚臍的一種按摩，肚臍附近的「丹田」是人體的發動機，是一身元氣之本。摩腹可以刺激肝腎的經氣，而人體兩腎就在腰的兩側，肝經之氣足了，腰部的贅肉還有立足之地嗎！摩腹要在每天進食完30分鐘後開始，按順時針方向進行，注意力量一定要輕柔，稍微帶動皮膚就可以了，速度不要太快，每分鐘30圈就可以了。

還可以試試「敲帶脈減肥法」：躺在床上，用手輕捶自己的左右腰部，100次以上就可以。人體的經脈都是上下縱向而行，只有帶脈橫向環繞一圈，經常敲打帶脈不僅可以減掉腰部贅肉，還可治癒很多婦科疾病。

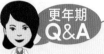

Q：有什麼好方法可以瘦小腹？

A：試試用拍打法按摩小腹，具體方法如下：手指自然放鬆張開，以臂力帶動腕部、手掌，輕輕拍打小腹最肥胖的部位。然後手握空拳，即大拇指先往手心內收，其餘四指握拳，用空拳輕輕捶擊小腹最肥胖的部位。每天2次，每次36下。注意用力不要過重，第一次可以少拍打幾次，用力儘量柔和，以後再適當增加次數和強度。

修「腹」之路，一點也不複雜

減肥的關鍵在腹部。腹部處在身體的中央，也是特別引人注目的部位。女人上了年紀就很容易「大腹便便」，以下給大家推薦一套「修腹」的方法。

首先在飲食上要注意，多吃杏仁、雞蛋以及豆製品。

《本草綱目》中提到：「……服杏仁，令汝聰明，老而健壯，心力不倦。」現代科學證明，杏仁中所含的礦物質鎂是身體產生能量、塑造肌肉組織和維持血糖的必需品。穩定的血糖能有效防止過度饑餓引起的暴食及肥胖。不過，杏仁最神奇的功能是它可以阻止身體對熱量的吸收。研究發現，杏仁細胞壁的成分可以降低人體對脂肪的吸收，因此，在胃要消化杏仁之前，它已經把你變「瘦」了。所以，女性朋友要想讓腹部平坦，可以每天吃十幾粒杏仁。

另外，雞蛋、豆製品也是「平腹」的佳品。雞蛋所含的蛋白質和脂肪會讓人有吃飽的假像，所以經常吃雞蛋的女性，在一整天裡會較

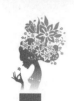

少感到饑餓。大豆富含抗氧化物、纖維及蛋白質，它的吃法多樣，可以作為零食或用來做菜、煲湯。豆製品的種類很多，如豆腐和豆漿都是健康美味又減肥的食品。

除了飲食之外，還可以做做腹部鍛煉。下面這四個動作可以經常做。

1.收腹運動：躺在墊子或床上伸直雙腳，然後提升、放回，不要接觸地面。每天做3～4次，每次做15下。（圖1）

2.仰臥起坐：膝蓋屈成60度，用枕頭墊腳。右手搭左膝，同時抬起身，使肩膀離地，做10次後，換手再做10次。（圖2）

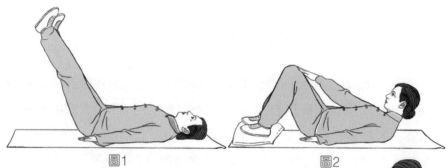

圖1　　　　　　　　　圖2

3.呼吸運動：放鬆全身，用鼻子吸進大量空氣，再用嘴慢慢吐氣，吐出約7成後，屏住呼吸。縮起小腹，將剩餘的氣提升到胸口上方，再鼓起腹部，將氣降到腹部。接著將氣提到胸口，再降到腹部，再慢慢用嘴吐氣，重複做5次，共做2組。

4.轉身運動：左腳站立不動，提起右腳，雙手握著用力扭轉身體，直到左手肘碰到右膝。左右交替進行20次。（圖3）

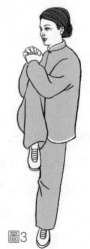

圖3

Q：我胃口很好，一直瘦不下來，怎麼減肥呢？

A：想要減肥不光要少吃，還要會吃，介紹一道「什錦蔬菜雞肉湯」，不但好吃還能減肥。具體做法是：準備芹菜100克，青蔥2根，洋蔥、青椒、番茄各1個，雞胸骨、大白菜各200克，鹽、味精各適量。首先將雞胸骨放入沸水中焯燙，去掉血水，撈出用涼水洗乾淨備用；青蔥、芹菜切成小段，將洋蔥、青椒、番茄、大白菜切成小塊。接著將雞胸骨放入鍋中，加入適量水，用大火煮沸，之後轉成小火，繼續煮上30分鐘左右，再將其餘食材放入鍋中，用小火煮上1小時，最後加入適量鹽、雞精，拌勻，起鍋即可食用。

臀部的骨牌效應

漂亮的臀部會讓身材曲線完美，如果臀部扁平鬆垮，身材就會像骨牌一樣被拖垮。要保養臀部很簡單：站立時稍微分開雙腿，兩腳成內八字形，用力夾起臀部，堅持一段時間後再放鬆，然後再夾緊，反覆做多次。

有很多姐妹臀部扁平無形，或鬆弛沒有彈性，還有的嚴重下垂，有什麼解決方法嗎？以下介紹幾個美臀方案。

1.飲食不當造成的臀部問題：造成臀部下垂的最重要誘因，從很大程度上來說還是我們日常生活中不合理的飲食。要知道，若攝取了過多的動物性脂肪，就很容易在下半身囤積，進一步造成臀部下垂。既然找到了臀部下垂的原因，就讓我們從一日三餐著手，注意多吃一

些植物性脂肪或含有植物性蛋白質的食物。豆腐就是防止臀部下垂的最佳食品；魚肉可以緊致肌膚，常吃可以提臀；另外，《本草綱目·果部》還推薦了橄欖，說它生津液、止煩渴、治咽喉痛、咀嚼嚥汁能解毒，用橄欖油塗抹肌膚並按摩可活膚祛皺，所以女性朋友們可以取橄欖汁少許，塗在臀部並按摩5分鐘，再用水沖掉，不久就會發現臀部肌膚變得緊致又光滑。

　　2.長時間站立造成的臀部問題：站得太久也不好，因為血液不易自遠端回流，造成臀部供氧不足，新陳代謝不好，長久下去還可能會引起小腿靜脈曲張。挺胸、提肛、舉腿是良好的站姿。脊背挺直，收腹提氣，此時再做一下肛門收縮的動作，即可收縮臀部。需要長時間站立的美女，不時動一下，做做抬腿後舉的動作，對塑造「S」曲線大有好處。

　　3.久坐造成的臀部問題：上班族女性因久坐辦公室不常運動，脂肪漸漸累積在下半身，這樣容易造成臀部下垂。這類女性可以試試提臀法：站立休息或者等公車時，腳尖著地，腳後跟慢慢抬起，同時用力夾緊臀部，吸氣，然後慢慢放下，呼氣，堅持做就會見到成效。

　　4.斜坐造成的臀部問題：很多人坐著時不在意姿勢，東倒西歪的。其實，不能斜坐在椅子上，因為斜坐時壓力集中在脊椎尾端，會造成血液循環不暢，使臀部肌肉的氧氣供給不足，對大腦不利。也不能只坐椅子前端1/3處，因為這樣坐全身重量都壓在臀部這一小方塊處，長時間下來會感覺很疲憊。坐時應脊背挺直，坐滿椅子的2/3，將力量分攤在臀部及大腿處，如果坐累了，想靠在椅背上，請選擇能完全支撐背部力量的椅背。儘量合併雙腿，長久分開腿的姿勢會影響骨盆形狀。坐時經常踮起腳尖，對塑造臀部線條很有好處。儘量不要長時間雙腿交叉坐，否則會造成腿及臀部的血液循環不暢，進而影響臀型。

Q：臀部的橘皮紋很深，怎麼改善？

A：可以試試按摩法：1.手掌貼在臀部，將臀部往上提，做按摩動作；2.兩隻手放在臀部下方，然後往兩旁提；3.雙手抓住整個單邊的臀部，往外抓；4.利用揉捏方式，促進臀部血液循環。

附錄 女性更年期自測表

　　由於每個人的身體素質不同，受遺傳基因的影響不同，更年期來臨時間因人而異，對照下面「女性更年期自我檢測表」，你就會知道自己離更年期還有多遠！

症狀	0分	1分	2分	3分
眩暈	無	偶爾發生	經常發生但不影響生活	因眩暈而影響生活
易激動	無	偶爾發生	經常發生但自己察覺不到	明知易激動但不能自控
頭痛	無	偶爾發生	經常發生但能忍受	頭痛時必須服藥控制
心悸	無	偶爾發生	經常發生但對生活影響不大	達到必須治療的程度
疲乏	無	偶爾發生	上樓感到困難	因疲乏而影響日常生活
感覺障礙	無	有，與天氣有關	常有冷、熱、痛和麻木感	冷、熱、痛感消失
潮熱出汗	無	每日發生3次	每日發生4～9次	每日發生10次以上
骨關節疼痛	無	偶爾發生	經常疼痛但不影響活動	因疼痛而形成功能障礙
性生活	正常	性欲下降	性生活困難	性欲喪失
抑鬱多疑	無	偶爾發生	經常發生但能自控	因抑鬱而喪失生活信念
皮膚瘙癢，有蟻行感	無	偶爾發生	經常有但能忍受	不能忍受，必須治療
尿路感染	無	偶爾發生	每年有3次以下，但能自癒	每年感染3次以上，必須接受治療才可痊癒

　　將以上每項症狀程度所對應的分數相加，得出總分：如果總分不到7分，可能是其他原因引起的身體不適；如果總分是7分或者7分以上，說明你已經到了更年期；如果得分在9分以上，你可能患上了更年期綜合症，應儘快到醫院做全面的醫療檢查，以確保身體各項功能正常運作。

國家圖書館出版品預行編目資料

更年期養得好,百病消、人不老 / 董豔麗著.
－初版. -- 新北市 : 金塊文化, 2016.04
256 面 ;17 x 22.5 公分. -- (實用生活 ; 26)
ISBN 978-986-92883-1-6(平裝)
1.更年期 2.婦女健康

417.1　　　　　105004210

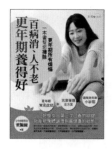

實用生活 26

更年期養得好，百病消、人不老

金塊 文化

作　　　者：董豔麗
發 行 人：王志強
總 編 輯：余素珠
美 術 編 輯：JOHN平面設計工作室

出 版 社：金塊文化事業有限公司
地　　　址：新北市新莊區立信三街35巷2號12樓
電　　　話：02-2276-8940
傳　　　真：02-2276-3425
E - m a i l：nuggetsculture@yahoo.com.tw

匯 款 銀 行：上海商業銀行 新莊分行（總行代號 011）
匯 款 帳 號：25102000028053
戶　　　名：金塊文化事業有限公司

總 經 銷：商流文化事業有限公司
電　　　話：02-55799575
印　　　刷：大亞彩色印刷
初 版 一 刷：2016年4月
定　　　價：新台幣280元

金塊🔲文化

金塊 文化